ADDICTIONS.

Pr AMINE BENYAMINA
Marie-Pierre Samitier
Avec la collaboration
de Laura Zuili et Valérie Mettais

ADDIC-TIONS.

MARABOUT

À Amina, la merveilleuse femme qui partage ma vie,
soutenante et patiente

À mes enfants, Younes, Kenza, Selim et Malik,
la relève, qui ont toute mon affection

À mes parents, ma mère Houria
et mon père Ahmed, qui n'est plus de ce monde ;
ils m'ont donné le goût de l'effort

À mes frères et sœurs, Salah, Samia, Mourad et Nabil,
unis malgré la distance

La famille, c'est mon pilier !

Et à tous mes patients, dont les histoires touchantes
me donnent la force de me battre au quotidien
pour mieux les soigner et mieux les accompagner,
car c'est ce qui anime mon action !

SOMMAIRE

Avertissement

Ce livre n'a pas vocation à se substituer à la consultation d'un soignant. Si vous ressentez de la détresse ou des troubles nécessitant des soins, il est impératif de vous rendre chez votre médecin ou de prendre rendez-vous avec un soignant spécialiste de l'addiction.

INTRODUCTION
Ma pratique : écouter, soigner, accompagner

LA PSYCHIATRIE COMME UNE ÉVIDENCE

Je suis né à Oran, une ville située au bord de la Méditerranée, en Algérie, surnommée « la Radieuse ». J'y ai grandi, entouré de ma famille. Le port d'Oran est à la fois un lieu de passage et une cité où, dans les quartiers, tout le monde se côtoie et se connaît. La lumière y est éclatante l'été, et les hivers y sont doux. Enfant puis adolescent, je jouais dans les terrains vagues derrière notre immeuble ; il y avait souvent des hommes à la dérive, souvent ivres, appelés *« los borrachos »*, une expression espagnole qui désigne « les alcooliques ». Je les observais et éprouvais à la fois de la gêne et de la compassion pour ces individus livrés à eux-mêmes. Peut-être est-ce la source de mon envie de comprendre et d'aider les autres.

Assez tôt, j'ai pris conscience de ma tendance à l'introspection, de mon intérêt pour la dynamique qui opérait en moi. Mes doutes, mes questionnements sur mes angoisses et mon avenir m'ont conduit à un choix simple : tout d'abord celui de la médecine, puis de la psychiatrie, comme une évidence. Il y a une trentaine d'années, ma rencontre avec le monde des addictions s'est faite plutôt par hasard : arrivant en France comme diplômé étranger, il ne m'a été possible que de travailler dans cette discipline alors nouvelle et peu considérée qu'était l'addictologie, pour prendre en charge les personnes en marge de la société. Le mariage de raison s'est transformé en mariage de passion.

Peu à peu, avec mes préjugés – qui sont ceux de tout le monde –, j'ai découvert les malades. Et les premiers que j'ai rencontrés, à partir des années 1990, étaient les grands toxicomanes, qui m'effrayaient – puis qui m'ont séduit. Souvenons-nous : les premiers traitements de substitution par voie orale ne sont diffusés qu'en 1996 ! Auparavant, l'arsenal thérapeutique pour les prendre en charge était balbutiant. Cette période fut décisive : c'était la mise en place de la politique de la réduction des risques (voir p. 31), cette aventure lancée par mes collègues puis par les institutions, c'est la prise en charge si difficile des personnes qui mouraient du sida… C'est dans ce mouvement à la fois scientifique, médical, sanitaire, social et politique que je me suis retrouvé, moi le psychiatre, du côté des plus faibles. Je n'ai jamais cessé d'aller dans ce sens.

J'AI APPRIS LA PATIENCE

J'ai découvert d'autres luttes, par exemple celle à poursuivre sur la légalisation du cannabis : peu à peu, moi qui étais contre, comme tous les psychiatres, car cette drogue rendait « fou », disait-on, j'ai compris qu'il fallait déconstruire ce poncif, car la prohibition est en réalité le moteur même de la diffusion de cette drogue. La situation n'a pas changé en France. J'ai aussi découvert la présence et l'extrême puissance des lobbies – tels ceux du tabac et de l'alcool –, contre lesquels il faut batailler encore et encore. Mon combat est la défense des personnes addictes qui, dans notre société, restent aujourd'hui stigmatisées. Par mon passé de militant, j'ai aussi appris à faire de la pédagogie et à constater que même cette pédagogie ne suffit pas à faire changer les gens – c'est ce qui caractérise le cynisme politique. J'ai vu de près le pouvoir de la haute administration, qui fait ou non avancer les choses, malgré les décisions prises. Oui, j'ai appris la patience.

Je ne distingue pas ma pratique de clinicien, d'enseignant-chercheur et de militant pour mes patients. À mon sens, tout est lié quand on est addictologue, et c'est ce qui me définit, au plus profond de moi. Le fait d'être psychiatre m'aide beaucoup pour comprendre les mécanismes psychiques et pathologiques qui sous-tendent toute dépendance.

Aujourd'hui, je dirige l'un des plus grands services parisiens d'addictologie, déployé sur quatre hôpitaux. Je suis président de la Fédération française d'addictologie (FFA), du Réseau de prévention des addictions (RESPADD) et du Fonds Addict'AIDE, directeur de l'unité de recherche PSYCOMadd à l'université Paris-Saclay, vice-président d'Addictions France et fondateur du congrès annuel international d'addictologie de l'Albatros. Ces fonctions me permettent de sentir les évolutions de la société. J'ai aussi beaucoup appris auprès des patients-experts et nous avons soutenu la création de France Patients Experts Addictions (FPEA), qui collabore avec les équipes médicales. Je partage mon quotidien entre l'accueil des patients en consultation et la recherche clinique, tout en m'efforçant d'user de mon influence pour infléchir les politiques publiques dans une direction plus pragmatique et plus engagée.

M'ENGAGER DANS L'EMPATHIE

La relation que j'entretiens avec mes patients n'a pas changé depuis mes débuts. Je me souviens de mon internat en Algérie, que j'ai fait dans de grandes structures hospitalières. J'avais la responsabilité d'une quarantaine de personnes psychotiques rassemblées dans une salle, des personnes poly-handicapées livrées à elles-mêmes et très affaiblies, en rupture de tout, enguenillées, très appauvries dans la relation. On les appelait par un terme terrible : des « sédiments »... J'ai retrouvé ce même type de malades à la périphérie de Paris il y a trente ans. Ils me touchaient beaucoup. Fort de mon humanisme de jeune médecin, j'ai décidé un jour de louer un gros bus et de les emmener dans le hammam de ma grand-mère. Ils ont été lavés, vêtus de propre, relaxés...

En racontant cela, je me dis que j'ai toujours conçu ainsi ma relation à mes patients : à la fois avec une distance dans l'acte psychiatrique mais avec une vraie proximité, qui a pour mission de permettre à l'autre de s'ouvrir, de venir vers moi. Je continue de soigner ainsi les personnes toxicomanes ou alcoolo-dépendantes. Un soin fait d'intuition, de beaucoup d'empathie, raisonnée et contrôlée, pour écouter au mieux et laisser s'exprimer. Plus mes patients sont complexes, par exemple des polyconsommateurs qui souffrent de troubles psychiques, plus ils racontent de choses complexes auxquelles je me dois de répondre. Et si la maxime selon laquelle « les malades d'un psychiatre lui ressemblent », alors ce sont eux avec qui je parviens le mieux à établir une relation longue. Peut-être est-ce un peu d'orgueil de ma part : je veux réussir à les aider là où les autres psychiatres peinent à obtenir des résultats ! Et quand certains de mes patients me quittent – ce qui arrive à tous les praticiens –, eh bien je me dis que je ne faisais pas l'affaire, que la rencontre n'a pas eu lieu. S'il y a bien un domaine dans lequel le médecin s'engage, à la fois comme personne et comme détenteur d'une technique, c'est bien la maladie psychiatrique et la maladie addictologique.

JE SUIS INQUIET DES ÉVOLUTIONS

À mes débuts, il n'existait que deux ou trois types de soins adaptés aux addictions. Puis j'ai vu les substances changer et l'offre se diversifier. À côté du cannabis naturel, par exemple, on trouve aujourd'hui des cannabinoïdes de synthèse, dont les molécules évoluent très vite – du fait des laboratoires clandestins qui fabriquent ces drogues. C'est la raison pour laquelle ce type d'addiction s'est profondément modifié dans sa forme. Les modes de consommation ont également évolué. Désormais, il faut ainsi prendre en compte dans le domaine de l'alcool la pratique du « binge drinking », cette hyperalcoolisation ultra-rapide recherchée par les jeunes, ainsi que l'accès plus massif du grand public à la cocaïne, autrefois consommée dans les milieux privilégiés.

La polyconsommation s'est renforcée pour devenir un phénomène de société. Certains adolescents et jeunes adultes sont capables de tout expérimenter : devenus poreux à l'ensemble des pratiques, ils combinent souvent différents produits (psychotropes, stimulants, alcool…) avec des activités sexuelles (non protégées) sous substances ou avec d'autres addictions comportementales comme les jeux de hasard et d'argent ou les écrans.

Dans mes consultations, j'ai constaté à quel point les psychostimulants, de la cocaïne au crack en passant par les cathinones de synthèse, sont une nouvelle tendance alarmante de consommation, avec des profils de plus en plus jeunes, qui associent également des problèmes psychiatriques (anxiété, dépression, pensées suicidaires, vécu psychotique…) et des conséquences sur leur vie affective, familiale, scolaire, professionnelle.

Puis le mésusage des médicaments a tout écrasé sur son passage : les benzodiazépines sont devenues les meilleures ennemies des personnes vulnérables qui, avec elles, sont tombées dans des addictions dont il est bien difficile de se débarrasser. Les produits opiacés, tel le fameux antidouleur tramadol, ont submergé le marché de la drogue. Depuis 2021, les nouveaux produits de synthèse (NPS) ont bousculé les modes de consommation. De plus en plus souvent, on me demande comment faire face à la consommation importante chez les jeunes de médicaments à base d'opiacés et autres cocktails médicamenteux, comme la lean (ou purple drank), qui associe codéine, antihistaminique, anxiolytique et soda.

J'ai aussi reçu ceux qui, lors des soirées, après les périodes de confinement du Covid-19, ressentaient un tel besoin de décompresser qu'ils se sont mis à consommer du « gaz hilarant » pour se désinhiber – ou simplement par effet de mode. Sa progression a été fulgurante chez les collégiens et les lycéens. C'est inquiétant quand on connaît ses effets secondaires très invalidants ! Pour suivre tous ces bouleversements comportementaux, j'ai évolué dans mes pratiques au fil de ces années et, avec mes confrères addictologues, nous avons bâti des protocoles de soins différents selon la substance ou le comportement.

Maya – Addictions et anorexie

Maya est admise en soins sous contrainte dans le service de psychiatrie. Célibataire et âgée de 28 ans, deuxième d'une fratrie de six enfants, elle a un père médecin et une mère infirmière. Également infirmière, elle a commencé puis interrompu ses études de médecine, et a passé une équivalence.

Dès notre première rencontre, elle explique ses difficultés : « C'est allé très vite, dès l'âge de 17 ans, ça a eu lieu brusquement ! » Elle a commencé par le tabac et aujourd'hui fume encore un paquet par jour. Elle essaie de décrocher, en vain, avec des substituts nicotiniques. Surtout, elle prend de l'alcool depuis ses 18 ans, en forte quantité – le plus souvent une demi-bouteille de rhum par jour, ou pour compenser une demi-bouteille de muscat. Elle prend aussi de la cocaïne à raison de 1 à 3 g par jour, ce qui est énorme. C'est une consommation à visée anorexigène : le but de Maya est de se passer de nourriture. La cocaïne lui facilite aussi le contact avec les autres et améliore son humeur, mais ne la stabilise pas. Une bonne humeur qui lui évite, dit-elle, des crises de boulimie. Elle fume aussi deux joints de cannabis par jour. Elle n'a pas essayé l'ecstasy. Elle aime les jeux d'argent et, souvent, quand elle achète un paquet de cigarettes, elle prend aussi des jeux de grattage.

Lors de la première consultation, Maya a vu ses addictions s'aggraver, ce qui a entraîné son hospitalisation. En effet, elle s'était mise à se prostituer. Elle explique sa perte de poids par son anorexie : aujourd'hui, elle ne pèse plus que 39 kg… Elle déclare avoir fait des purges pour maigrir. Elle ressent un fort sentiment d'abandon.

Je lui propose la mise en place d'un protocole de soins, car j'ai détecté chez elle un grand risque suicidaire (elle possède des produits coupants, des lames par exemple), avec un traitement sédatif pour la cocaïne. Nous avons organisé un programme de renutrition et avons dû gérer des moments d'anxiété très forts. Maya a intégré le projet thérapeutique avec une prise en charge double, à la fois pour ses troubles du comportement alimentaire et pour ses addictions aux produits. Très longtemps, la situation est restée stationnaire pour Maya.

IL N'Y A PAS D'ÂGE POUR DEVENIR DÉPENDANT

La dépendance survient souvent dans ce que l'on appelle des moments de rupture ou de grands changements. En ce sens, l'adolescence est une période particulièrement propice. On est plus vulnérable, le corps se transforme, on est enclin à suivre les autres dans leurs expériences pour mieux intégrer le groupe et se faire accepter. C'est aussi le temps où l'on veut tester ses limites. Quels que soient son âge ou sa situation, on se heurte souvent à des difficultés pour accéder à un suivi médical de qualité. Confronté au manque de structures, a fortiori dans les secteurs géographiques défavorisés, on peut avoir toutes les peines du monde à trouver une prise en charge ou, simplement, une consultation pour obtenir quelques orientations.

La puissance de l'addiction et de ses conséquences fait qu'une personne victime d'addiction n'est jamais la seule concernée : elle emporte son entourage dans son tourbillon de souffrances. Surtout quand il s'agit d'adolescents ou de jeunes adultes, dont les parents se sentent perdus et démunis. C'est la raison pour laquelle cet ouvrage a également été conçu pour aider les proches – parents et personnes aidantes – avec un double objectif : leur permettre de comprendre ce que vivent les personnes dépendantes, leur donner les clés et les moyens de leur venir en aide.

Le plus souvent, on ne retient de l'addiction que ses travers : à cause d'une consommation excessive d'une substance licite ou illicite, on peut devenir violent, ne plus aller travailler, s'appauvrir et voler, causer des troubles et des dégâts, faire subir un enfer à son entourage, rompre ses liens familiaux et amicaux, s'isoler et déprimer, développer une pathologie mentale, avoir des idées suicidaires... La société ne comprend pas les personnes dépendantes et ne les accepte pas. Et ces personnes ne comprennent souvent pas elles-mêmes ce dont elles souffrent. Mais grâce aux nombreuses études scientifiques et cliniques qui désormais ont établi l'addiction comme une maladie, celle-ci peut être mieux prise en charge, sans jugement moral ni culpabilisation.

C'EST À VOUS QUE JE M'ADRESSE

Si j'ai décidé d'écrire ce livre, c'est pour pallier les difficultés d'accès aux soins. C'est aussi pour vous apporter, à vous qui me lisez, les réponses aux questions que vous vous posez si vous êtes devenu dépendant. Je veux vous proposer un ensemble d'outils indispensables pour appréhender et aborder concrètement les situations que vous allez rencontrer. Je souhaite partager mon savoir-faire pour vous aider au mieux. Car dans mon métier j'ai appris à démonter tous les rouages de l'addiction au fil de mes consultations. Je suis devenu familier de toutes les facettes que revêt cette maladie de la dépendance, qu'il s'agisse des nouveaux produits de synthèse ou des substances plus « classiques » comme l'alcool, le tabac ou le cannabis. Je suis bien sûr très attentif à tous les aspects psychologiques, car ils sont constitutifs de l'addiction.

Les mécanismes de la dépendance passent par des mensonges : ceux que vous racontez aux autres, ceux que vous

vous racontez à vous-même – c'est le fameux déni – et aussi toutes les ruses que vous imaginez pour retarder le moment où vous devrez renoncer au produit ou au comportement qui vous fait tant de mal.

Dans cet ouvrage, je vous propose une thérapie guidée en six étapes, qui vous permettra de comprendre comment fonctionne votre addiction et comment aller chercher en vous la motivation nécessaire pour transformer vos habitudes. Vous allez y découvrir toutes sortes de pistes pour initier ce changement. Pour que, malgré vos doutes, vos blessures, et la force de votre souffrance, vous puissiez vous remettre en route vers la liberté. N'oubliez pas : vous êtes la personne la mieux placée pour prendre soin de vous – ou d'un de vos proches, si c'est pour lui que vous lisez ces lignes.

Si je pouvais amorcer cette rencontre et cette relation avec vous qui me lisez, j'aurais réussi à vous aider. À vous aider à comprendre, à vous informer ou à franchir le pas et choisir de consulter un praticien – qu'il soit généraliste ou psychiatre, psychologue ou addictologue en milieu hospitalier. C'est donc à vous que je m'adresse, directement, tout au long de ce livre, étape après étape. Si vous êtes dans l'excès depuis longtemps, vous allez peut-être mettre du temps à vous en sortir. Entamons ce chemin ensemble, et vous déciderez.

Mes combats continuent

Il y a urgence. En tant que spécialiste en addictologie et président d'une association de prévention et de soin, je m'efforce depuis des années d'alerter les pouvoirs publics et de proposer des solutions réellement efficaces. Les combats restent à mener tant il est difficile de convaincre les décideurs de mettre en place des mesures qui seraient suivies d'effets.

NOUS SOMMES TOUS CONCERNÉS

En France, nous sommes les champions de la consommation de drogues toutes catégories ! Tabac et alcool caracolent en tête et, avec une belle constance, représentent les addictions les plus coûteuses en termes de vies humaines perdues et de finances publiques. Et cela depuis des décennies. Cannabis, cocaïne, crack et ecstasy voient pour leur part leur consommation augmenter et se diversifier de manière alarmante et incontrôlable, tandis que les campagnes de prévention et les politiques publiques se succèdent avec plus ou moins de courage – souvent moins que plus – sans parvenir à enrayer cette tendance.

L'usage de drogues a infusé toute la société, en France comme ailleurs : les addictions touchent l'ensemble de la population, hommes et femmes, personnes jeunes et plus âgées, de toutes conditions sociales. Et elles impactent non seulement la vie d'un individu mais aussi celle de sa famille et de ses proches. Qui peut dire qu'il ne connaît pas autour de lui quelqu'un de malade, parent, ami ou collègue, qu'il s'agisse par exemple d'une dépendance aux médicaments ou aux nouveaux et perfides produits de synthèse, si habiles à capter les adolescents ? Nous sommes tous concernés.

Les addictions sans substances

Souvent méconnues et minimisées quant à leurs conséquences, les addictions sans substances – jeux de hasard et d'argent, écrans, sport, sexe… – progressent à bas bruit, avec un impact fort sur la santé mentale de la population générale. Tandis que les addictions aux jeux et au sexe sont assez anciennes, la dépendance au sport prend une ampleur de plus en plus grande depuis ces dernières années. Sans oublier, bien sûr, l'addiction aux écrans, qui touche une grande majorité d'entre nous et dont nous découvrons à peine aujourd'hui les effets sur la santé, ainsi que sur le développement cognitif des enfants et des adolescents.

LE TRAFIC DE DROGUE S'INTENSIFIE...

La diffusion de toutes les substances progresse chez les adultes, le trafic de drogue s'intensifie. Tel est le constat dressé dans deux enquêtes menées par l'Observatoire français des drogues et des tendances addictives (OFDT) et parues en janvier 2025. Il alerte : si l'usage du tabac, de l'alcool et du cannabis est en léger recul chez les jeunes, en revanche, les produits illicites se portent bien, et même très bien.

Le marché des stupéfiants est florissant, l'offre et la consommation explosent, les niveaux de fabrication atteignent des sommets, les réseaux de dealers sont de plus en plus professionnels. Les produits sont devenus très accessibles, les prix ont baissé, on fait des promotions et de la publicité sur vidéo – ce qui est valable pour la cocaïne l'est tout autant pour le crack et les nouveaux produits de synthèse – tandis que les gouvernements successifs s'agitent en France à grand renfort d'opérations policières et de campagnes chocs – sans résultats.

L'évolution de ce trafic s'inscrit dans un contexte international, influencé par des niveaux de production de drogues en forte croissance, ainsi que dans un contexte de mondialisation : les substances les plus consommées sont acheminées jusqu'en Europe par les grands axes des échanges économiques.

Combien ça coûte ?

Le coût social des drogues licites et illicites en France est le coût global et annuel de toutes les conséquences à la fois des consommations et du trafic : pour le coût externe, la valeur des vies humaines perdues, la perte de la qualité de vie des gens et les pertes de production ; pour les finances publiques, les dépenses de prévention, de soins et de répression, l'économie des retraites non versées aux personnes décédées et les recettes des taxes prélevées sur le tabac et l'alcool.

En 2019, le coût social du tabac a été de 156 milliards d'euros, celui de l'alcool de 102 milliards, celui des drogues illicites de 7,7 milliards. Les écarts entre ces chiffres proviennent des taux de mortalité qui diffèrent selon les produits : rappelons que, chaque année, le tabac est responsable de plus de 73 000 morts, l'alcool de plus de 41 000, les drogues illicites de plus de 1 200.

Ce coût social dépasse très largement le montant des recettes fiscales.

Source : Observatoire français des drogues et des tendances addictives (OFDT), note de 2023.

… ET ON LIVRE À DOMICILE !

Les méthodes d'acheminement ont évolué, y compris dans les derniers kilomètres, facilitant toujours davantage l'accès du consommateur aux produits. À la faveur de la crise sanitaire du Covid-19 et de ses confinements, la livraison à domicile, amorcée au début des années 2010, s'est accélérée.

Il est devenu presque aussi simple de se faire livrer la substance de son choix qu'une pizza – et même encore plus simple de se la faire livrer avec la pizza !

Souvent, des quantités importantes de drogue sont concernées – il s'agit de plusieurs dizaines de grammes –, et on note une rationalisation des prises de commande dans des livraisons groupées, organisées via les réseaux sociaux : le matin, le soir, lors de fêtes… En parallèle, le paiement par cryptomonnaie s'est intensifié afin d'échapper aux forces de l'ordre. Afin de brouiller les pistes, les dealers vérifient les données des clients : ils réclament des pièces d'identité et s'assurent des domiciliations en demandant des factures d'énergie. Ils s'efforcent de faire disparaître les liens entre les livreurs et les organisateurs du réseau pour compartimenter les activités et se protéger, ce qui rend difficile de remonter la filière. Certains réseaux fournissent surtout ceux qui ont davantage de moyens, ont même entièrement abandonné les points de vente et sont désormais « hors sol ». Chez d'autres, surtout dans les grandes villes, les points de vente restent actifs et sont fréquentés par ceux qui cherchent à acheter moins cher et dans leur secteur. Et les guetteurs, vendeurs, livreurs et logisticiens se sont mués en guetteuses, vendeuses, livreuses, logisticiennes… Le « métier des stups » s'est féminisé car, pour renforcer la pénurie de main-d'œuvre, les réseaux ont recruté des filles, souvent âgées de 15 à 20 ans et rompues aux violences liées au milieu.

IL EST URGENT D'AGIR

Sur tous ces plans, laissons enfin de côté nos fausses pudeurs et nos hypocrisies si bien camouflées derrière des considérations se réclamant de l'intérêt général. Les grandes perspectives en addictologie passent par la volonté d'agir ensemble. En ce domaine, une politique d'envergure reste à mettre en place, qui passe par la démocratie sociale et médicale : aujourd'hui, en France, nous manquons de moyens pour être au service de la santé publique. Dans nos hôpitaux, nombreuses sont les personnes qui ne parviennent pas à obtenir une consultation dans des délais corrects ou un suivi digne de ce nom. Pour agir, l'autre nécessité concerne la formation des médecins généralistes à la prévention des addictions. Car il est urgent d'agir.

Quels sont les obstacles qui nous empêchent de lutter efficacement contre les fléaux des drogues et de mettre en place une politique de santé digne de ce nom ? Ils sont nombreux et dépendent de la nature du produit et de l'addiction à ce produit. Pour les drogues licites comme le tabac et l'alcool, la puissance des lobbys est redoutable, car les industriels disposent de ressources financières considérables et de relais importants. Pour les produits illicites de première ou de seconde génération, les réseaux des trafiquants se sont amplement étendus et une seule réponse répressive de l'État ne suffit pas. Les difficultés rencontrées naissent également du manque criant de moyens pour déployer des structures publiques adaptées. Cette insuffisance de l'accueil et du soin est liée au fait que les personnes dépendantes sont souvent montrées du doigt, rendues responsables (ou coupables) de leurs propres problèmes, ce qui les amène à se replier et à ne pas accéder à une véritable prise en charge.

COMMENT L'INDUSTRIE FAVORISE LES MALADIES CHRONIQUES

L'Organisation mondiale de la santé (OMS) pointe du doigt un autre obstacle : en ciblant les personnes vulnérables, les grandes entreprises favorisent les maladies chroniques. C'est ce que dénonce d'une manière très précise l'un de ses rapports, rendu public en juin 2024 : intitulé « Déterminants commerciaux des maladies non transmissibles dans la région européenne de l'OMS » *(« Commercial Determinants of Noncommunicable Diseases in the WHO European Region »)*, il émane du Bureau régional de l'OMS pour l'Europe. Très novateur, il démontre comment certaines industries puissantes se situent derrière les problèmes de santé et de mortalité prématurée en influant sur les efforts de prévention et de lutte contre les maladies non transmissibles (MNT) telles que les pathologies cardiovasculaires, les cancers et le diabète, et leurs facteurs de risques, notamment le tabac, l'alcool, l'alimentation nocive pour la santé et favorisant l'obésité. Quatre produits industriels sont responsables de la mort de 2,7 millions de personnes chaque année en Europe : le tabac, les aliments ultratransformés, l'alcool et les combustibles fossiles.

L'ensemble des tactiques de ces industries, appelé « cahier de stratégies de l'industrie », consiste à atteindre les personnes vulnérables par des stratégies de marketing ciblées.

Au moyen de lobbying, il parvient à influencer et à bloquer les politiques publiques relatives à la santé des citoyens, par exemple les mesures de lutte antitabac et l'étiquetage sanitaire et nutritionnel obligatoire des produits alimentaires et des boissons alcoolisées.

À la lumière de ce rapport, je pense que tout accord commercial doit, dans son préambule, rappeler que la priorité est toujours à donner à la santé publique. Je sais que les puissantes industries se dresseront contre ce principe, mais il est pourtant de notre devoir de le réclamer. Certains pays ont remporté de véritables victoires, ainsi en Slovénie, où la société civile a contribué à l'adoption de la légalisation du cannabis.

MES ALERTES

Mettre en place une véritable politique de santé publique est donc la priorité absolue. Tout au long de ce livre, je détaille pour chaque produit, allant du tabac aux nouvelles drogues de synthèse, des jeux de hasard et d'argent au sexe, des alertes de santé publique, mettant à votre disposition toutes les informations que vous êtes en droit de connaître et vous livrant quelques-unes des propositions que j'ai déjà faites aux décideurs, au sommet de l'État. Certains des axes généraux, que je présente ci-dessous, sont la prévention et l'éducation, l'approche rationnelle des drogues selon leur impact ou encore le développement de la politique de réduction des risques, mise en place dans les années 1990. Autant d'exemples de chantiers à ouvrir ou à poursuivre. Autant d'exemples de luttes qui peuvent nous inspirer pour continuer le combat de la santé publique.

Addictions et santé mentale

Des engagements forts pour s'attaquer à toutes les addictions doivent être associés aux quatre objectifs prioritaires définis pour promouvoir la santé mentale, décrétée « Grande cause nationale en 2025 » par le Premier ministre. Il est dommage que les addictions n'y figurent pas. En effet, la déstigmatisation, le développement de la prévention et du repérage précoce, l'amélioration de l'accès aux soins et l'accompagnement des personnes sont aussi des objectifs qui concernent directement les addictions.

LA PRÉVENTION EST UNE PRIORITÉ

Je regrette que nous ne fassions pas assez de prévention ni de formation auprès des publics, en particulier des plus jeunes. Pour les toucher, nous devons aller dans toutes les directions sur leurs lieux de vie (collèges, lycées, facs…) et de loisirs. La lutte contre le fléau des drogues passe en premier lieu par l'éducation, par une meilleure connaissance des produits et des risques liés à leur consommation. L'Observatoire européen des drogues et toxicomanies, devenu en 2024 l'Agence de l'Union européenne sur les drogues (EUDA), a classé la France en dernière position des pays de l'Union européenne du fait de l'absence d'enseignement sur les drogues dans les programmes éducatifs ! En ce domaine, notre pays a donc une tâche immense à accomplir. Et cela doit concerner toutes les drogues, licites ou illicites, des psychotropes au tabac, de la cocaïne à l'alcool. La prévention en matière de santé est devenue un axe prioritaire : elle doit aussi le devenir en addictologie.

CLASSER LES DROGUES SELON LEUR IMPACT

L'étude des drogues en fonction de leur dangerosité est une préoccupation déjà ancienne chez les addictologues. Le rapport rendu par Bernard Roques en 1998 a pour la première fois établi une classification basée sur les drogues (et non sur le critère licite/illicite). Il a contribué à faire évoluer les politiques publiques en la matière (étant avéré que l'alcool, par exemple, était plus dangereux que les opiacés). En 2009, le rapport de David Nutt a ensuite insisté sur la différence entre la perception des spécialistes et celle du grand public, et a abouti à des conclusions similaires. Pour être efficace, une politique de lutte contre les drogues devrait tenir compte de la dangerosité de chaque substance ou de chaque comportement problématique. Une approche rationnelle et adaptée de la régulation des consommations est nécessaire. La France pourra ainsi développer son modèle de santé publique en étant cohérente avec la gradation des dommages.

Prenons le cas de deux politiques opposées : celui de l'Allemagne, qui a légalisé la consommation de cannabis en 2024, et celui de la Grande-Bretagne, qui a interdit le protoxyde d'azote pour usage récréatif en 2023 et qui émet l'hypothèse d'interdire le tabac aux personnes nées après 2009. Ces décisions témoignent-elles d'une approche rationnelle ? Nous connaissons les dommages causés par les substances visées expressément par ces États. Mais pour autant, ces produits ne possèdent pas le même niveau de dangerosité, et il serait contre-productif de les interdire tous. Ce qui serait rationnel, ce serait de les classer sur une échelle évaluant leur impact.

De telles évaluations sur les conséquences des drogues ont déjà été réalisées : en 2010 en Grande-Bretagne, en 2015 au niveau européen par l'Observatoire français des drogues et des tendances addictives (OFDT). Elles ont abouti à des résultats concordants, en prenant en considération l'ensemble des dommages physiques, psychologiques et sociaux causés aux usagers et aux personnes impliquées dans leur entourage – les victimes, les aidants, etc. Ces évaluations s'accordent sur trois points :

- la substance qui cause le plus de dégâts est l'alcool ;
- le tabac arrive en deuxième position, avec également de lourdes conséquences sur la santé ;
- de nombreuses drogues illégales, en particulier le cannabis dans ses dernières versions, le LSD, l'ecstasy et tous les nouveaux produits, doivent être prises en compte, car en raison de la polyconsommation, beaucoup de substances sont désormais associées entre elles. Nous ne pouvons plus établir de classement par substance. Je préconise donc une politique prenant en compte ces modes de consommation.

LA POLITIQUE DE RÉDUCTION DES RISQUES

La réduction des risques (RdR) n'est pas du soin mais une politique, initialement mise en place par nécessité et dans un cadre spécifique. Apparue au début des années 1980 en Grande-Bretagne, aux Pays-Bas et en Suisse, elle a répondu à une crise majeure de santé publique, où le VIH et les pratiques d'injection imposaient de prendre des mesures adaptées. Elle naît en France à la fin des années 1980, dans ce même contexte. En urgence, il a fallu assurer et mettre en place la sauvegarde des personnes infectées par le virus du sida, transmis notamment par les seringues partagées, en particulier par les consommateurs d'héroïne et de cocaïne – une contamination très rapide responsable de nombreux décès.

Le système de santé était alors entièrement tourné vers la prohibition – pas de seringues en vente libre en pharmacie, pas de traitement de substitution par voie orale (TSO) pour les usagers de drogues : pas de buprénorphine ni de méthadone, ce médicament expérimenté avec succès dès les années 1960 aux États-Unis pour les populations noires, pauvres, addictes aux drogues et usant de violences pour subvenir à leurs besoins les plus élémentaires. En France, dans les années 1970, des médecins militants commencent alors à prescrire ces antalgiques de manière clandestine afin de résoudre les mêmes problèmes et obtenir les mêmes effets.

C'est donc sur un plan à la fois médical et social que la lutte s'est menée en France. Elle va peu à peu consister en des politiques, des programmes et des pratiques qui se donnent comme but premier de réduire toutes les conséquences négatives de l'usage des drogues légales et illégales, sans nécessairement réduire la consommation des substances.

Sous l'effet du sida, l'expérimentation du traitement de substitution par voie orale (TSO) est généralisée. En lien avec de nombreuses associations, l'État développe peu à peu une politique visant à prévenir les problèmes sanitaires et sociaux liés à la consommation de substances.

Le décret Barzach du 13 mai 1987 – du nom de la ministre de la Santé d'alors, Michèle Barzach – autorise la vente libre des seringues : cette première mesure de « réduction des risques » sauve de nombreuses vies. Puis sont menées d'autres politiques courageuses, permettant de se soigner de manière anonyme et gratuite, de disposer de seringues jetables, sans risque de contaminer l'autre, d'obtenir une prescription facilitée de médicaments… En 1995 est émise une circulaire relative à la prévention des risques infectieux chez les usagers de drogues par voie intraveineuse. La même année, la buprénorphine et la méthadone reçoivent une autorisation de mise sur le marché. En 2005, un décret précise les missions des centres d'accueil et d'accompagnement à la réduction des risques.

En 2016, la loi de modernisation de notre système de santé, dite loi Santé, a assimilé la philosophie de la réduction des risques : elle autorise l'expérimentation de salles de consommation à moindre risque et la mise en place de programmes d'éducation aux risques liés à l'injection ; elle intègre également l'alcool et le tabac dans la lutte contre les addictions. La réduction des risques (RdR) a évolué vers la réduction des risques et des dommages (RdRD), qui peuvent être physiques, psychologiques, sociaux… Fondée sur des résultats scientifiques, cette politique pragmatique vise à prévenir, accompagner et soigner, au bénéfice de la personne dépendante comme de l'ensemble de la société. Cependant, il existe désormais un conflit intrinsèque aux politiques publiques, avec d'un côté la reconnaissance des usages des substances addictives dans le Code de la santé publique, de l'autre le maintien d'une criminalisation dans le Code pénal.

Qu'en pensent les Français ?

« Le regard des Français et des professionnels de santé sur les addictions » : tel est le thème de l'enquête réalisée fin 2024 par Harris Interactive à la demande d'Addict'AIDE. Elle porte sur un échantillon représentatif de 3 000 personnes âgées de 16 ans et plus et de 213 professionnels de santé, généralistes, addictologues et psychiatres. En voici les principaux résultats.

- **Les addictions sont avant tout définies comme une maladie et une souffrance** dont il est très difficile de sortir : impossibilité de s'arrêter, obsession et pathologie arrivent en tête. Elles sont perçues comme un moyen d'atténuer son mal-être, de combler un manque, de surmonter une faiblesse. Elles sont vues comme en pleine expansion.
- **Les addictions sont considérées comme pouvant toucher tout le monde,** même si certains semblent plus exposés que d'autres. Ce sont un peu plus souvent des hommes jeunes et citadins. Le profil souvent cité est celui d'une personne fragile psychologiquement, influençable, seule

et ayant des antécédents de dépendance.

- **Dénis et tabous subsistent.** Une grande majorité de Français estiment que l'on n'a pas toujours conscience de son addiction. Reconnaître sa maladie, être isolé, accepter d'en parler et d'être aidé, trouver où être suivi sont les problèmes majeurs. Avouer son addiction au sexe ou aux jeux est ce qu'il y a de plus difficile.
- **Tabac, alcool, écrans et cannabis sont les produits les plus cités.**
- **Les Français ne se sentent pas très informés** et se disent assez démunis. Un sur deux ne saurait pas à qui s'adresser. Ils considèrent que les prises en charge restent perfectibles. Les consultations d'addictologie à l'hôpital sont les plus citées.
- **Des efforts sont attendus des pouvoirs publics.** Augmenter le nombre de structures d'accueil et renforcer la prévention sont jugés comme prioritaires.

Source : Addict'AIDE et Harris Interactive, 2024.

CULPABILISER N'EST PAS LA SOLUTION

Une politique uniquement répressive est inefficace et contre-productive. Pourtant, la France poursuit dans cette voie. La campagne de lutte contre le narcotrafic lancée par le ministre de l'Intérieur, Bruno Retailleau, en février 2025, vise avant tout à « culpabiliser », selon ses propres mots, à infantiliser les consommateurs, à porter un jugement moral. Cette démarche, qui a ses limites, n'est pas nouvelle. Ce type de stratégie choc ne sensibilise personne, mais risque au contraire de créer de la défiance. D'autres modèles existent, en Europe et ailleurs, qui ont fait baisser les consommations de stupéfiants. Un de nos voisins, le Portugal, a ainsi décriminalisé l'usage modéré de drogues depuis 2001, remplaçant les peines de prison par des infractions administratives et considérant que l'addiction est un problème sanitaire et social plutôt que strictement pénal. Une politique de lutte contre les drogues doit marcher sur ses deux jambes : elle doit être globale et comporter non seulement des mesures de sécurité, mais aussi et surtout de l'information sur les effets des produits, de la prévention et de l'accompagnement. Car c'est aussi une affaire de santé publique.

1. SIX ÉTAPES POUR AGIR, CHANGER ET VOUS ÉPANOUIR

« Quand l'humain se fixe des objectifs qui dépassent sa mesure, ses forces se haussent à un niveau insoupçonné. »

Stefan Zweig

Qu'est-ce qu'une addiction ?

UNE MALADIE DE LA LIBERTÉ

Qu'est-ce qu'une addiction ? À cette question, la réponse est multiple. On peut tout d'abord se fier au bon sens : l'addiction est tout simplement l'impossibilité de ne pas consommer. C'est une privation de liberté : celle de s'abstenir. C'est une prison que vous vous êtes bâtie malgré vous : en vous enfermant tout seul, que ce soit par l'alcool ou le cannabis, vous racontez quelque chose de votre histoire – familiale, psychologique, sociale… L'addiction dit aussi ce que vous êtes profondément, au fond de vous, où vous en êtes à ce moment-là de votre vie, comment vous faites pour endurer, comment vous cherchez de l'aide en empruntant pourtant une impasse.

D'un point de vue scientifique, l'addiction est définie par un certain nombre de critères précisés par les institutions internationales de santé mentale. Et vous êtes addict quand vous ne parvenez pas à vous passer d'un produit ou d'un comportement, alors que vous en connaissez très bien la nocivité : vous n'êtes pas inconscient et vous savez parfaitement que c'est mauvais pour vous, même si le déni entre en jeu. Une force vous dépasse. Et, surtout, l'addiction n'est pas du plaisir mais une vraie maladie. C'est une souffrance. Car quand il y a du plaisir, ce n'est pas une addiction. Voyons tout ça de plus près ensemble.

UNE VULNÉRABILITÉ QUI VOUS EST PROPRE

Si vous traversez une dépendance ou une addiction, ce n'est ni de votre faute ni un manque de volonté. Vous n'êtes pas tombé dans l'addiction par hasard, mais c'est le résultat de la rencontre de trois facteurs qui vous sont personnels : à la biologie et à la psychologie s'ajoute l'environnement auquel vous avez été confronté depuis votre enfance. Il y a donc une synergie entre tous ces facteurs : voilà ce qu'ont démontré certaines études scientifiques, même si leur nombre reste encore insuffisant pour offrir plus de certitudes.

Longtemps, on a cru que l'addiction résultait uniquement de la prise de drogues en continu. C'est faux. Il existe une vulnérabilité initiale, attachée à certaines personnes. Certains gènes vous exposent davantage à certains risques, ainsi que certains traits de caractère. Quant à l'environnement – en particulier l'éducation et la surveillance des parents, la pression de semblables, votre milieu socio-économique… –, il joue un rôle majeur dans la mise en place de votre dépendance, dans votre choix de tel produit ou de tel comportement et dans l'évolution de vos troubles.

Cause ou conséquence ?

Un trouble (ou une vulnérabilité) est-il responsable d'une addiction ? Ou bien est-ce le contraire ? Est-ce l'addiction qui fait naître le trouble ? L'addiction est-elle donc une conséquence ou une cause ? Il n'existe pas et n'existera jamais de réponse univoque à cela : c'est les deux, selon les cas. Il n'y a pas de typologie car chacun est unique, et les liens que vous tissez puis que vous entretenez avec votre addiction sont intimes, anciens, et racontent votre parcours. Mon rôle, comme celui de tout addictologue, sera de vous accompagner pour vous aider à défaire peu à peu ces liens. Pour vous en libérer.

UNE AFFECTION CÉRÉBRALE CHRONIQUE

L'addiction n'est ni une mauvaise habitude ni un vice. C'est une maladie chronique. D'un point de vue médical, elle est « un état de dépendance périodique ou chronique à des substances ou à des comportements », selon la définition donnée par l'Organisation mondiale de la santé (OMS). Elle est « une affection cérébrale chronique, récidivante, caractérisée par la recherche et l'usage compulsifs de drogue, malgré la connaissance de ses conséquences nocives », selon le National Institute on Drug Abuse (NIDA). Ce trouble est caractérisé par la consommation incontrôlée d'une substance ou par le recours à une activité gratifiante, malgré des conséquences néfastes. Vous savez les risques que vous prenez, mais votre besoin est trop fort. Cette dépendance a un impact immense sur votre santé.

Du besoin impérieux à la poursuite effrénée d'une consommation

Le diagnostic de l'addiction s'appuie sur 11 critères fixés par des instances internationales de santé mentale et répertoriés dans le *DSM-5* (*Diagnostic and Statistical Manual of Mental Disorders*, ou *Manuel diagnostique et statistique des troubles mentaux*, 2013, 5e édition).

1. Le besoin impérieux et irrépressible de consommer une substance ou de jouer.

2. La perte de contrôle sur la quantité et le temps dédié à la prise de substance ou au jeu.

3. Un temps important consacré à la recherche de substance ou au jeu.

4. L'augmentation de la tolérance au produit addictif.

5. La présence d'un syndrome de sevrage, c'est-à-dire de l'ensemble des symptômes provoqués par l'arrêt brutal de la consommation ou du jeu.

6. L'incapacité de remplir des obligations importantes.

7. L'usage de la substance, même lorsqu'il y a un risque physique.

8. Des problèmes personnels ou sociaux.

9. Le désir ou les efforts persistants pour diminuer les doses ou l'activité.

10. Des activités réduites au profit de la consommation ou du jeu.

11. La poursuite de la consommation malgré les dégâts physiques ou psychologiques.

Ces critères permettent de caractériser le degré de sévérité de l'addiction :

• s'il y a la présence de 2 à 3 critères : l'addiction est faible ;

- s'il y a la présence de 4 à 5 critères : l'addiction est modérée ;
- s'il y a la présence de 6 critères ou plus : l'addiction est sévère.

Les principales addictions concernent le tabac fumé (la nicotine), l'alcool, le cannabis, les psychostimulants (dont la cocaïne), les opiacés (dont l'héroïne, la morphine et les médicaments opioïdes), les amphétamines et les nombreux produits de synthèse. Parmi les addictions sans substances (le jeu, les écrans, le sport ou le sexe), seul le jeu pathologique (les jeux de hasard et d'argent) est reconnu sur le plan clinique comme une dépendance comportementale dans les classifications diagnostiques internationales, en particulier dans le *DSM-5*, le manuel publié par l'Association américaine de psychiatrie (APA). Ce manuel contient un système de classement des troubles mentaux utilisé comme référence par les addictologues.

Les substances psychoactives peuvent être licites ou illicites, prises seules ou en association. Cette dernière peut être destinée à rechercher des effets plus grands ou, au contraire, à atténuer des effets de « descente » liés à la prise de drogues, caractérisés par des symptômes comme la perturbation de l'humeur (ou dysphorie), la fatigue, l'irritabilité et l'anxiété.

« Il n'y a pas de drogués heureux »

Qui dit addiction dit souffrance. Si vous consommez un produit ou si vous adoptez un comportement, ce n'est pas (ce n'est plus) pour ressentir du plaisir mais pour éviter le tourment du manque. Car en augmentant la quantité d'une substance et sa fréquence, vous avez atteint les limites de ce que vous pouviez consommer. En réduisant quantité et fréquence, vous ressentez alors du déplaisir et de la douleur. C'est à ça que vous voulez échapper à tout prix. Je reprendrai la phrase de Claude Olievenstein qui, dès les années 1970, fut l'un des premiers psychiatres en France à s'intéresser puis à se spécialiser dans le traitement des toxicomanes : « Il n'y a pas de drogués heureux », répétait celui qui fonda le Centre médical Marmottan et que l'on appelait « Monsieur Drogue ».
Certains de mes patients me disent : « Je n'aime pas le goût de l'alcool. Je recherche l'alcool pour éviter les effets du manque. » Alors qu'au tout début, ils recherchaient l'alcool pour ses effets et pour le plaisir qu'il leur procurait. Désormais, ils vivent la dernière phase de la gradation. Ainsi s'est installée en eux l'addiction, et avec cette maladie la transformation, la détérioration de leur vie personnelle, professionnelle et comportementale, physique et psychologique. Les ennuis ont commencé.

TOUT SE JOUE DANS VOTRE CERVEAU

Dans votre corps, où débute l'addiction ? Comment les mécanismes neurobiologiques de la dépendance se mettent-ils en place ? Dans votre cerveau. Les propriétés « renforçantes » – qui viennent renforcer le plaisir – d'une substance psychoactive sont à l'origine du maintien de votre consommation. Ces propriétés peuvent être de nature positive ou négative. Dans sa définition même, l'addiction porte une double composante : une dépendance physique, qui entraîne des altérations biologiques de votre organisme, et une dépendance psychologique, qui influe sur les aspects émotionnels et cognitifs de votre vie au quotidien :

- le « renforcement positif » correspond à l'effet direct d'une substance sur les voies cérébrales hédoniques. C'est une action au sein de ce que l'on appelle le « circuit de la récompense » ;
- le « renforcement négatif », qui fonctionne par le maintien de votre usage, vous permet par exemple d'éviter les effets désagréables d'un sevrage.

Dans les deux cas, la poursuite de votre consommation peut s'accompagner d'une augmentation de votre fréquence d'utilisation. Ces deux versants – positif et négatif – se retrouvent dans la dépendance aux drogues et dans le mésusage de médicaments psychotropes, c'est-à-dire l'utilisation intentionnelle et inappropriée d'un produit médicamenteux (voir p. 207).

Au cours de ces dernières années, les connaissances sur les mécanismes qui sous-tendent les processus d'addiction ont beaucoup progressé. Les données acquises permettent aujourd'hui d'appréhender les risques d'une manière plus concrète et d'élaborer des stratégies thérapeutiques plus efficaces, mieux ciblées. Ces connaissances portent en particulier sur les désordres immunitaires qui peuvent intervenir dans votre organisme. Ainsi, la dépression est soignée par des médicaments qui augmentent le taux de sérotonine, surnommée l' « hormone du bonheur ». Mais, chez certains, une inflammation atténue le rôle de ce neurotransmetteur. Si cette inflammation n'est pas soignée, la sérotonine n'agit pas et les antidépresseurs ont peu de chances de se montrer efficaces. L'immunopsychiatrie est en train de se développer, prenant en compte l'importance du microbiote intestinal, par exemple.

RÉCOMPENSE ET MOTIVATION

Dans la dépendance, les régions cérébrales liées à la récompense et à la motivation telles que le système dopaminergique sont concernées. La consommation d'une substance addictive déclenche la libération de dopamine, un neurotransmetteur associé à la sensation de plaisir. Cette dernière crée une récompense immédiate, qui s'imprime dans votre mémoire. À chaque consommation, votre cerveau renforce les circuits responsables de ce sentiment de bien-être : c'est ce que l'on appelle la « plasticité synaptique ». Plus votre consommation sera fréquente, plus le souvenir de la récompense s'ancrera en vous, plus l'envie de consommer deviendra difficile à contrôler, jusqu'à ce qu'elle devienne impossible. Des mécanismes de conditionnement s'installent en vous et ravivent le souvenir des associations entre effets ressentis, contexte (des situations, des soirées…) et signaux (les saveurs, les odeurs…) : ils favorisent l'envie puis le besoin de consommer.

L'addiction commence quand il vous devient impossible de contrôler un comportement répété qui vous apporte du plaisir, quel qu'il soit, et qui vous permet d'échapper à un inconfort psychique, malgré les conséquences négatives sur votre santé, sur vos relations ou sur votre quotidien. Arrive le moment où ça vous fait souffrir.

Plaisir et souffrance : les circuits neurologiques

Toutes les substances addictives, du tabac à l'alcool en passant par la cocaïne, agissent directement ou indirectement sur les mêmes réseaux de neurones de votre système nerveux central : le système mésocorticolimbique. Elles mènent à une augmentation extracellulaire de dopamine, cette petite molécule apportant une sensation de plaisir. Ce système mésocorticolimbique est donc formé de neurones dopaminergiques. Et cette voie dopaminergique est activée de deux façons :

- une activation directe, par des substances favorisant la libération de dopamine (par exemple les amphétamines) ou inhibant sa recapture (par exemple la cocaïne) ;
- une activation indirecte, par des substances levant l'inhibition du fonctionnement de la voie mésocorticolimbique (par exemple les opioïdes comme la morphine).

COMMENT J'« ÉCOUTE » UNE ADDICTION

Au-delà des définitions de l'addiction données par les instances de santé, au-delà des bilans biologiques et neurologiques, je garde toujours à l'esprit la nécessité d'écouter avant tout la personne qui se tient en face de moi : car en latin, *ausculta* signifie « écoute ! », ce qui a donné le verbe « ausculter ». J'écoute et je cherche comment adapter les acquis de la médecine à chaque individu que je rencontre. Une question détermine l'addiction : à quel moment passe-t-on du plaisir à la souffrance ? Je la pose toujours, car il existe un moment où tout bascule. Parfois, mon interlocuteur réussit à me répondre : pour être maître de sa situation, pour ne plus avoir mal, pour laisser enfin cette grande souffrance et repérer l'origine de ses difficultés. L'addictologue que je suis reste et restera à ses côtés. Comme je resterai à vos côtés tout au long de ce livre.

Après la pose d'un diagnostic et la mise en place de soins qui ouvrent à une véritable écoute, toute guérison est possible. Chacun réagira, bien sûr, de manière différente aux propositions d'accompagnement. Un principe simple demeure : pas de contrainte ! Seul compte l'enjeu du changement. L'addiction est là pour combler quelque chose de douloureux. Alors il ne faut surtout pas ajouter de la contrainte à une situation de manque. Le moteur pour arrêter reste la motivation, car elle possède en elle du positif. Pendant des décennies, on a « mal traité » les personnes addictes. La manière dont elles étaient perçues était caricaturée par des expressions telles que « Ce sont des alcooliques… ». Aujourd'hui, l'approche a heureusement bien changé.

QU'EST-CE QU'UN ADDICTOLOGUE ?

Peut-être vous posez-vous cette question ? Si vous décidez d'aller consulter, qui irez-vous voir ? Quel est le praticien que vous aurez en face de vous ? Quelle sera son approche ? Peut-être pourrez-vous entamer un dialogue avec votre généraliste, qui vous connaît bien et vous conseillera, vous accompagnera dans votre démarche, par exemple pour arrêter le tabac ou réduire votre consommation d'alcool. Ensemble, vous parlerez ensuite de l'opportunité d'aller voir un spécialiste.

Pour ma part, je dirais qu'être addictologue, c'est une pratique et pas un métier, c'est un carrefour où convergent plusieurs disciplines. Nous venons de toutes sortes d'horizons, chacun avec notre propre histoire. Si les psychiatres comme moi sont bien sûr nombreux, cette pratique regroupe des médecins différents, généralistes et spécialisés, tabacologues et alcoologues, hépatologues et pneumologues, pathologues et internistes, mais aussi des pharmaciens, infirmiers et aides-soignants, des spécialistes de santé publique, ainsi que des psychologues… Notre savoir-faire est partagé : une communauté d'addictologues s'est ainsi créée pour aborder une maladie qui réunit un grand nombre de troubles. Notre manière d'aborder les addictions est donc commune.

En ce qui me concerne, je pense que l'addictologie a apporté à la psychiatrie une compréhension beaucoup plus fine de la dépendance. Auparavant, un psychiatre pensait souvent que si vous consommiez une substance, par exemple de l'alcool, c'était parce que vous étiez déprimé et que l'alcool était votre réponse. Mais c'est faux : les addictions peuvent fonctionner pour leur propre compte, sans cause psychique, même si elle reste fréquente. S'il existe un lien, ce n'est pas toujours une réponse. Sans oublier les comorbidités, c'est-à-dire quand un ou plusieurs troubles sont associés à un trouble ou à une maladie. Vous le voyez, les choses sont complexes. Sachez donc que vous pourrez rencontrer tout au long de votre parcours de soins des praticiens et des thérapeutes différents, et c'est tant mieux.

Comment se passe la prise en charge

En addictologie, le système de soins hospitalier est divisé en trois niveaux.

- Le **niveau 1** est la prise en charge en ambulatoire, à votre domicile, par un centre de soins, d'accompagnement, de prévention en addictologie (CSAPA) pour les personnes dépendantes : après une première prise de rendez-vous par téléphone, vous êtes suivi régulièrement.
- Le **niveau 2** est la prise en charge à l'hôpital. Vous pouvez être hospitalisé pour un sevrage, un réajustement ou une comorbidité si vous souffrez de plusieurs troubles.
- Le **niveau 3** est une prise en charge à l'hôpital, cette fois adossée à une structure universitaire de recherche et d'enseignement et dotée d'équipes spécialisées pluridisciplinaires.

Vous pouvez aussi être reçu dans son cabinet, en ville, par un médecin généraliste addictologue ou par un spécialiste, ou encore vous tourner vers les structures médico-sociales : les centres de soins, d'accompagnement et de prévention en addictologie (CSAPA), les consultations jeune consommateur, les centres d'accueil et d'accompa-

gnement à la réduction des risques pour usagers de drogues (CAARUD), les haltes soins addiction (HSA).
Dans mon service d'addictologie à l'hôpital Paul-Brousse, à Villejuif, après votre prise de rendez-vous, vous êtes accueilli par un infirmier et un médecin, qui peut décider de vous prescrire des médicaments ou de vous hospitaliser pendant plusieurs semaines pour un sevrage. Il vous propose aussi le plus souvent de faire intervenir dans votre prise en charge un psychothérapeute – pour une thérapie cognitive et comportementale (TCC, voir p. 88), une thérapie de relaxation ou de groupe, un groupe de parole… Puis le suivi se fait en ambulatoire ou en hôpital de jour afin de consolider tous vos acquis. Vous n'êtes plus seul.

Allez chercher votre motivation

UNE DYNAMIQUE, PAS UNE PEUR

La motivation est une dynamique présente au cœur du comportement humain. Le processus psychologique par lequel elle apparaît, se développe puis disparaît a été analysé pour la première fois par Sigmund Freud. Ce dernier est parti d'un concept, celui d'« énergie psychique », qu'il désigne par le terme « excitation nerveuse ». Pour le psychanalyste, quand on se sent bien, tranquille, c'est que le niveau de cette énergie psychique est bas. On est « comblé », en quelque sorte.

Puis l'apparition d'un besoin génère une production d'énergie psychique, appelée « tension ». Cet état de tension peut être simplement, par exemple, la soif ou la faim. Il procure une sensation intérieure d'excitation qui porte un nom : la motivation. Elle s'accentue tant que le besoin n'est pas assouvi. Le passage à l'acte – boire un grand verre d'eau fraîche… – éteint cette tension. L'énergie psychique revient à la normale, entraînant un sentiment de plaisir. Je précise que la motivation n'a absolument rien à voir avec la peur : ce n'est jamais la peur qui sera à l'origine de votre volonté de changer face à votre addiction.

SELON UNE THÉRAPIE GUIDÉE

Au cours de ma pratique, j'ai peu à peu appris à comprendre, avec le plus de tact possible, à quel point l'esprit humain est complexe. Il m'a fallu du temps pour aller dans l'intériorité de celles et ceux qui viennent me voir à l'hôpital pour être aidés et soignés. Je l'écris sans hésiter : il n'existe pas une vérité ni la vérité absolue. J'ai appris à franchir les étapes d'un diagnostic et de la mise en place d'une thérapie dans le doute et les questionnements. Car tout jeune psychiatre découvre que le plus important est d'établir ce diagnostic. À chaque fois, j'ai eu peur que mon interlocuteur renonce ou rebrousse chemin. Au fil du temps, la discipline a construit une thérapie guidée, une approche que j'adapte à chacun de mes patients, pour faire le point et agir en six étapes, comme six sessions pour surmonter ses addictions. Et ça marche ! Si des centaines de personnes ont suivi et suivent ces étapes, pourquoi pas vous ?

Pour parvenir à changer et à se libérer d'une dépendance, il vous faut vous mobiliser. Pour aller puiser cette énergie au fond de vous, il vous faut être motivé. Et pour l'être, vous pouvez vous faire aider. En tant que psychiatre, j'ai beaucoup réfléchi à ce processus de motivation, avec cette conviction ancrée en moi : je ne vais pas gagner contre la personne addicte mais je vais la faire gagner face à son addiction. Comme médecin expert, je suis en « position basse » : c'est la personne qui décide et je suis là pour l'accompagner dans sa décision. Dans ce défi à l'égard de son addiction, elle reste au centre, en position décisionnaire. Pourquoi pas vous ? Selon la nature et le niveau de votre dépendance, vous utiliserez cet ouvrage comme une sorte de « livre-médicament » et/ou, dans un second temps, vous aurez besoin d'aller consulter. À vous de voir.

VOS OUTILS POUR BOUGER

Pour vous permettre de passer par toutes les étapes, depuis la connaissance de soi jusqu'à l'apprentissage de la liberté, nous, professionnels de santé et des addictions, disposons de plusieurs outils, en particulier des séances de discussions destinées à établir une relation de confiance – que nous appelons l'« alliance thérapeutique ». Plus cette relation est forte, plus la personne addicte se sent à l'aise si sa motivation baisse. Au cours de ces consultations et de ces entretiens, nous travaillons sur la motivation à enclencher. Nous pouvons aussi proposer une aide par des médicaments ou des techniques de thérapies cognitives et comportementales (TCC).

La guérison d'une addiction, c'est un peu comme un chantier : on prépare tout d'abord le mur du bâtiment, car ce mur doit être bien lisse avant de passer la peinture. Si on ne prépare pas bien les choses, ça ne marche pas. Pour changer de comportement, il vous faut avant tout vous armer de patience et ne pas être trop exigeant avec vous-même – ou avec la personne dépendante dont vous êtes proche – et avec votre entourage.

Tentez d'être sincère avec vous-même, jouez franc jeu, essayez de répondre à des tests et à des questions simples, notez vos impressions : ce sera déjà un (très bon) début. La démarche personnelle que vous allez entamer avec ce livre vous permettra de réactiver les souvenirs agréables liés à votre addiction avant d'aborder les difficultés associées à ses désagréments. Votre démarche ne fonctionnera que si une motivation l'anime. C'est un processus que vous allez apprendre peu à peu, qui se travaille, se consolide. Même si une épée de Damoclès restera toujours au-dessus de votre tête : le risque de rechuter, de retomber dans votre addiction peut rester présent. Il y a toujours deux chemins possibles : l'un sans embûches, l'autre semé de récifs où vous risquez de vous cogner, de vous faire mal, de couler. Puis de remonter. On essaie ?

Le cercle de Prochaska et DiClemente

En 1983, les psychologues James O. Prochaska et Carlo C. DiClemente mettent au point un modèle théorique d'approche comportementale sur le changement, ou la disposition au changement : le cercle qu'ils élaborent est une entrée dans la motivation et non pas une thérapie, pour laquelle il faut être prêt. Selon eux, les personnes ayant un problème de dépendance passent par six stades de maturation, qui correspondent à un processus croissant de motivation.

1. La précontemplation, ou la préintention : vous ne pensez pas du tout à arrêter, vous ne vous sentez pas concerné par l'arrêt.

2. La contemplation, ou l'intention : vous pensez à arrêter.

3. La détermination, ou la préparation, ou la prise de décision : vous planifiez l'arrêt de votre addiction.

4. L'action : vous êtes activement engagé dans le changement et l'arrêt.
5. La maintenance, ou le maintien : vous avez arrêté votre addiction, vous avez procédé à des changements mais vous reconnaissez devoir rester vigilant en cas de rechute.
6. C'est **l'arrêt** définitif et la liberté ! Une **chute** ou une **rechute** est toujours possible. On parle donc de sortie temporaire ou de sortie permanente de l'addiction.
Votre but est de passer d'un stade à un autre pour obtenir une motivation suffisante, qui constitue le moteur de votre changement.
Pour vous accompagner dans votre désir de changement, un thérapeute peut déterminer avec vous le stade dans lequel vous vous trouvez.

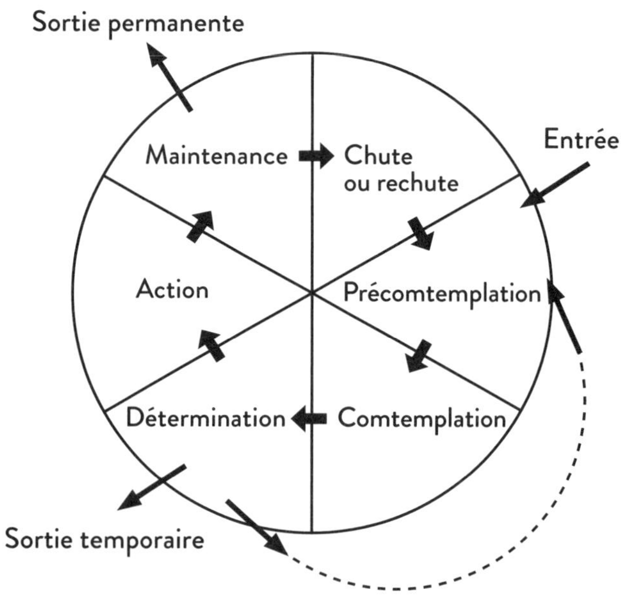

Étape 1
« Connais-toi toi-même »

MAIS OÙ EST LE PROBLÈME ?

À ce stade, vous ne vous sentez pas du tout concerné par l'arrêt de votre addiction. Vous ne remarquez même pas que vous avez un problème avec votre consommation ou votre comportement ; ainsi, si vous fumez, vous êtes sans cesse avec une cigarette à la main ou à la bouche, sans vous en apercevoir. Vous n'avez pas le sentiment que c'est un problème, et vous n'êtes pas persuadé du tout de la nécessité de changer, même si votre entourage vous le répète. À ce stade, si un changement est possible, il reste assez rare et ne dure pas dans le temps. Vous vous dites : « Je fume (ou je bois), mais de toute façon je ne risque pas grand-chose, je ne vois pas pourquoi je serais malade. » D'ailleurs, vous retirez plutôt des bénéfices de votre consommation – ça vous apaise, ça vous stimule. Cette première étape est appelée « précontemplation », ou « préintention », dans le cercle de Prochaska et DiClemente. Pour ma part, je la nomme, dans le cadre du tabac, le « stade du fumeur heureux » !

RACONTEZ-VOUS

Que vous décidiez de poursuivre votre lecture ou de consulter un praticien, l'enjeu reste le même : apprendre à vous connaître, à vous raconter. Car c'est ainsi que vous pourrez trouver en vous un début de motivation, cette force insoupçonnée qui vous fera bouger.

Lors d'une consultation, le médecin engage avec vous une conversation, vous posant des questions ouvertes qui vous permettent de lui parler en toute franchise, sans craindre le moindre jugement : établir un diagnostic est pour lui essentiel. Afin de vous comprendre et savoir comment vous aider, il tisse peu à peu un lien et tente d'« accrocher » la relation avec vous – pour que vous reveniez à la prochaine séance ! Des questions que vous pouvez commencer à vous poser ici.

Racontez-vous. Tenez un petit carnet, un peu comme un journal intime, pour dire ce qui vous semble important – vos souvenirs, vos pensées, vos émotions… Car certains troubles émotionnels passés peuvent vous faire ressentir un creux dans le ventre, comme lorsque l'angoisse vous submerge et que vous avez l'envie irrépressible de prendre une substance pour vous soulager, vous faire tout oublier. Si vous n'aimez pas écrire, si vous trouvez ça laborieux ou difficile, enregistrez des notes vocales sur votre téléphone ou filmez-vous. L'important est de fixer sur le support de votre choix vos impressions et vos sensations.

LE « HÉROS » DE CETTE HISTOIRE, C'EST VOUS

Établissez votre biographie, car vous êtes ici la personne centrale, le maître du jeu ! Parlez de vous, sans le vivre comme un interrogatoire mais au contraire comme une expression libre de vous-même : comment s'est déroulée votre enfance ? Quelles étaient vos relations dans votre famille, avec vos parents, vos éventuels frères et sœurs ? Êtes-vous un enfant unique ? Votre famille est-elle recomposée ? Quels sont vos premiers souvenirs, heureux ou malheureux ? Avez-vous eu des maladies, de grandes déceptions ? Avez-vous rencontré la violence, la vôtre ou celle des autres ? Comment se sont passées vos premières années à l'école ? Aviez-vous des amis ? Vous rappelez-vous vos premiers émois amoureux et sexuels ? Est-ce difficile pour vous de les évoquer ? Quand, avec qui et comment avez-vous commencé à fumer, à boire, à connaître une addiction ? Où en êtes-vous aujourd'hui ? Comment faites-vous pour réduire les problèmes de dépendance, limiter les effets nocifs, atténuer les troubles de mémoire ou les tics ? Telles sont des questions à vous poser, des domaines à aborder.

Vous allez ainsi commencer à mettre en avant ce qui compte le plus pour vous. C'est le point de départ du processus de soins, la toute première prise de conscience de votre situation. C'est essentiel, que ce soit par ce livre ou lors d'une consultation avec un praticien, quand vous êtes face à face, « visage contre visage » comme l'exprime le philosophe Emmanuel Lévinas, quand l'empathie du praticien, bienveillant et chaleureux, l'aide à vous comprendre. L'empathie est ce qui permet cette « compréhension » des émotions et des sentiments éprouvés par un autre être : dans le langage courant, cela signifie « être capable de se mettre à la place de l'autre ». Soyez-en sûr : vous êtes écouté (voir aussi l'étape 2, p. 62).

VERS LA PRISE DE CONSCIENCE

Rien n'est gagné. Vous pouvez très bien aller consulter, hésiter, ne jamais revenir, voire renoncer. L'éventail des attitudes est riche. Je l'ai vu dans ma pratique, avec deux extrêmes : ceux qui viennent régulièrement et ne livrent rien ou très peu ; ceux qui sont moins réguliers et se livrent par petits bouts. Alors, face à des personnes aussi diverses, tout est bon pour construire l'outil motivationnel afin d'amorcer le changement. Je m'interroge donc aussi en mon for intérieur, me demandant pourquoi on m'a choisi et pourquoi j'ai choisi de soigner, et comment amener quelqu'un à se livrer en toute confiance. Je m'installe dans une attitude ouverte et j'attends les paroles de l'autre. Tandis que certains formulent directement : « Je suis toxico, ou alcoolique », d'autres disent : « Je bois parce que j'ai perdu quelqu'un de cher », d'autres encore passent par un chemin de traverse : « Docteur, j'ai mal à la tête en ce moment, alors j'ai aussi des difficultés. » À chaque fois, je réoriente l'échange : « Nous sommes là pour parler de vous, de votre addiction, je vous écoute » et je pose des questions qui reflètent ma volonté d'accompagner et d'aider. Il me faut surtout avancer avec beaucoup de précaution et éviter la confrontation pour éviter la « réactance » : ce mécanisme de défense psychologique qui pousse quelqu'un, qui se sent menacé dans sa liberté d'action, à réagir par le contraire – en l'occurrence à rester passif, à laisser la situation en l'état, à continuer de consommer des substances problématiques, à résister au changement. Puis nous pouvons dresser ensemble un premier bilan.

Cette démarche est importante, car elle vous permet d'amorcer votre prise de conscience. La motivation engendre des décisions, en particulier votre engagement à vous orienter vers un nouveau comportement. Elle fait naître votre volonté d'agir et votre capacité à mobiliser une grande énergie.

Une fois l'étape 1 franchie, laissez passer une semaine à dix jours avant d'aborder l'étape 2.

Étape 2
Nouez une alliance

ALLIÉ OU ADVERSAIRE ?

Le processus de motivation est en route : il vous est possible de continuer et d'aborder l'étape 2. C'est alors que l'ambivalence tend à se manifester : si vous envisagez un changement de comportement, vous hésitez à renoncer aux bénéfices de la situation actuelle. Vous considérez par exemple que la drogue, ce produit qui est votre « ami », vous apporte plus d'avantages que de nuisances. Dès lors, la balance penche en faveur de votre meilleur « ami » qui, pourtant, vous fait tant de mal. Dans ce cas, on parle de « balance décisionnelle », qui fait comparer les « pour » et les « contre » d'une éventuelle transformation avec ceux du comportement d'aujourd'hui.

Puis le déni s'en mêle. Qu'est-ce que c'est ? C'est le refus inconscient d'admettre une réalité insupportable. Pris dans ce mécanisme, vous jugez que la situation n'est pas grave, alors qu'elle l'est vraiment. Par exemple, si vous êtes alcoolo-dépendant, vous entrez dans ce dispositif terrible, refusant de reconnaître certains aspects du monde qui vous font souffrir. Le déni vous permet ainsi de gérer l'anxiété et d'amortir le choc plutôt que de vous confronter à la réalité. Il est un moyen de survie, parce que changer mobilise beaucoup (trop) d'énergie. Lors du processus d'arrêt, on ressent presque toujours un *craving*, cette envie irrépressible de boire ou de consommer : si vous reconsommez, vous pourrez vous mentir à vous-même pour maintenir votre consommation et vous sentir protégé, sans avoir à vous coltiner les difficultés. Ce deuxième stade est appelé « contemplation », ou « intention », dans le cercle de Prochaska et DiClemente.

Qu'est-ce que l'entretien motivationnel ?

À partir des années 1980, deux psychologues américains, William R. Miller et Stephen Rollnick, ont posé les bases de l'entretien motivationnel (EM). Ce type de conversation collaboratif a constitué une approche d'intervention en addictologie. Cet outil vous place au cœur de l'entretien, avec un principe fondamental : le praticien ne vous dicte pas ce dont vous avez besoin, il ne vous impose pas de faire ce que vous devez faire, selon un schéma vertical et donneur d'ordres, mais s'intéresse à vos besoins en fonction de vos valeurs et de ce vous êtes. C'est à vous de vous convaincre des changements à opérer dans votre vie, dans votre comportement.

REPÉREZ LES DIVERGENCES

Il s'agit maintenant de développer votre motivation en vous fondant en particulier sur les divergences qui existent entre votre comportement et vos valeurs. Des divergences entre le vécu de votre addiction et, par exemple, la place qu'occupent vos enfants ou votre famille, vos études ou votre travail, votre santé physique et mentale. Tels sont les sujets que vous pouvez aborder. Ensuite, tentez d'évaluer les risques et les avantages de votre consommation. Enfin, essayez peu à peu de reconnaître votre ambivalence et commencez à énumérer les raisons de changer. Il s'agit de nouer une alliance, avant tout avec vous-même.

Lors d'une consultation, le médecin réalise avec vous un « entretien motivationnel » (EM). C'est crucial : il doit contribuer à créer une « alliance thérapeutique », ce ferment nécessaire pour vous permettre d'investir la prise en charge, quelle que soit la technique utilisée. Personne ne choisit à votre place : à aucun moment, vous ne devez vous sentir dessaisi de votre projet. C'est d'autant plus important que cette sensation d'être efficace dans le changement vous permet de mieux appréhender les consignes proposées. Si vous souhaitez aller plus loin, il existe d'autres approches telles qu'une psychothérapie de soutien, une thérapie cognitive et comportementale (TCC), un suivi psychologique au long cours, divers types de psychothérapie (voir l'étape 6, p. 83).

Vous connaissez votre addiction mieux que quiconque. Décrivez-la, écrivez-la, précisez ses caractéristiques au praticien, qui fait tout pour vous mettre à l'aise. D'une manière plus générale, ce dernier vise à appréhender vos états non émotionnels et vos croyances. Pour ça, il fait preuve d'empathie : il tente de se mettre à votre place afin de percevoir vos ressentis et de faire résonner vos affects et vos émotions (voir aussi l'étape 1, p. 57). Il vous écoute, puis tente de vous comprendre. Attention, comprendre ne veut pas dire être d'accord sur tout. Il vous écoute sans vous juger.

Votre décision de bouger est essentielle pour surmonter votre addiction. Ça signifie que vous estimez qu'un changement est nécessaire et que vous reconnaissez à quel point votre problème réclame des solutions. Cet entretien est une rencontre entre deux personnes, l'une addicte, l'autre professionnel de santé, qui reste conscient que la psyché est toujours faite de surprises.

POUR VOUS SENTIR COMPRIS

Empathie, c'est le mot-clé. Il y a ainsi certaines phrases que le praticien exclut de l'entretien motivationnel. Prenons l'exemple d'un jeune dépendant au gaz hilarant, qui en inhale trois ou quatre fois par soirée.

- S'il commence à évoquer sa classe au collège ou le service dans lequel il travaille, et que cela se passe mal, le médecin ne va pas lui couper la parole pour lui rappeler qu'il est là pour parler de sa consommation. S'il réagissait ainsi, ce serait de l'apathie. Dans ce cas, il négligerait les sentiments et les manques de son interlocuteur.

- Si le jeune adulte mentionne des maux de tête importants ou des difficultés pour marcher, le praticien ne va pas lui déclarer que ce n'est pas grave et qu'il convient de revenir au gaz hilarant et à sa manière de le prendre. S'il disait cela, ce serait de l'antipathie. Il adopterait une posture allant contre les sentiments du patient.
- À l'inverse, l'empathie du praticien consiste à répondre au jeune homme qu'il a également souvent mal à la tête, ajoutant qu'il partage ses sentiments, qu'il comprend qu'il soit excédé par ces maux de tête. Il marque ainsi sa capacité à comprendre ses émotions et à le soutenir dans sa démarche.

Il est essentiel que vous vous sentiez compris, car cela vous permettra d'exprimer les choses. Le praticien vous propose de nouer une alliance, de passer un contrat moral et de lui faire confiance. Il vous pose des questions sur votre situation actuelle, sur la nature et le degré de votre addiction, vos automatismes de consommation, les quantités et la fréquence. Il vous demande ce que vous pensez, vous, de votre problème avec l'alcool, le tabac ou la drogue, et discute de ce qui vous inquiète, vous gêne ou vous fait souffrir.

POUR VOUS OUVRIR LES PORTES

L'entretien motivationnel est la clé de la réussite, pour faire naître au plus profond de vous le désir de vous épanouir. Cette méthode est guidée, c'est-à-dire centrée sur vous afin d'augmenter voire de renforcer votre motivation intrinsèque au changement grâce à l'exploration et à la résolution de votre ambivalence. Ça signifie que votre sens de l'introspection, votre recherche de ce qui est en vous et qui vous fait agir, s'en trouve augmentés. Pourquoi l'entretien motivationnel est-il adapté aux problèmes d'addiction ? Parce que les quatre composantes sur lesquelles il se fonde vont vous « parler », vous ouvrant les portes de l'adhésion à votre projet de changement. Ces composantes sont le partenariat, l'acceptance, l'altruisme et l'évocation. C'est un accueil non jugeant, inconditionnel.

Le partenariat est un engagement

Les médecins américains, qui travaillent depuis longtemps sur les addictions, ont un mot pour caractériser cette composante : ils la désignent par le terme *partnership*. Vous engagez une action en partenariat avec votre médecin, qui est là pour faire équipe avec vous et vous accompagner dans ce travail où vous occupez la place centrale.

L'acceptance : reconnaître vos limites

De nouveau, je recours aux travaux des chercheurs américains sur les addictions, car ils ont été précurseurs. Le terme adéquat est « acceptance », qui désigne l'action d'accepter, de recevoir quelque chose, de donner son accord, son consentement. Vos objectifs émergent si vous acceptez vos propres limites : vous réfléchissez à vos buts sans être trop radical, en cherchant à analyser vos forces et vos faiblesses. Vous vous acceptez tel que vous êtes et ressentez l'absence de tout jugement à votre égard. Tout d'abord, vous savez que vous n'êtes pas seul à vivre la dépendance ; vous êtes conscient que le médecin n'est pas un juge. Ensuite, vous comprenez que le pacte d'alliance que vous signez vous permet de vous appuyer sur lui, avec ses connaissances et son expérience : la consultation n'est pas un tribunal mais le lieu d'un partenariat. Ce livre ne vous juge pas davantage.

L'altruisme, ou la compassion

L'approche de l'entretien motivationnel n'est ni culpabilisante, ni autoritaire, ni moralisatrice. Vous ressentez de l'empathie pour vous-même et pouvez aussi en exprimer aux autres. Pour ça, le mot est universel dans les langues occidentales : il s'agit de « compassion », définie comme le souci désintéressé du bien d'autrui. Vous prenez conscience du dévouement du médecin, du souci qu'il éprouve à vous comprendre durant cet entretien.

L'évocation : verbaliser positivement le changement

Le mot « évocation » est un terme universel, en anglais comme en français. Il s'agit de procéder à une sorte de « rétroplanning ». Venant après la fixation et l'expression de l'objectif, cette dernière composante induit la notion de direction : le médecin oriente la séance pour faire appel à vos souvenirs, à vos associations d'idées. Au cours des consultations, vous vous lisez dans ce que vous dites. Si une part de déni reste présente, vous pouvez être amené, par les questions qui vous sont posées, à formuler et à reconnaître certaines de vos difficultés et de vos souffrances passées.

FIXEZ-VOUS DES BUTS

L'alliance thérapeutique est une alchimie particulière dans laquelle le médecin est capable de recevoir vos « signaux », vos messages, et de vous accompagner dans le changement. Inutile de chercher à vous retenir ni à contrôler vos réactions. Pour avancer, il est fondamental de parvenir à vous confier. Pour élaborer les objectifs à atteindre dans un délai établi, le médecin suggère des choses, fixe des étapes, pose des questions sur la consommation de la substance ou sur le comportement problématique, la nature du ou des produits, les éventuels antécédents familiaux, l'âge auquel vous avez commencé à consommer. Était-ce avant ou après quinze ans ? Cet élément est important, car la « consommation précoce » installe facilement la dépendance, quel que soit le produit. D'autres questions s'enchaînent sur les dommages provoqués, les conséquences sur vos proches, les effets sur votre vie affective, sociale, scolaire, professionnelle...

Cette étape 2 est longue et intense, car elle passe par l'inventaire de tout ce que vous avez vécu, de tout ce qui a compté et contribué à la réalité de votre addiction. À ce stade, il est important de prendre conscience que les troubles et l'anxiété sont la conséquence, non pas des émotions ou des pensées négatives, mais de la façon dont vous les appréhendez et dont vous les gérez.

Visualisez une échelle horizontale

Pour évaluer votre motivation, une dernière question est cruciale. Répondez sincèrement, soyez honnête.
Afin d'auto-évaluer votre niveau de motivation, un outil peut vous être utile : il s'agit de l'échelle visuelle analogique (EVA). En médecine, elle mesure l'intensité de la douleur sur une échelle de 1 à 10, allant d'une intensité légère et modérée (de 1 à 5) à une intensité forte et très forte (de 5 à 10). On y recourt dans tous les domaines, pour quantifier le désir, l'engagement, la peur...
À la question « Avez-vous vraiment envie de vous arrêter ? », évaluez votre niveau de volonté entre ces deux extrêmes :

- 0 : vous ne voulez pas vous arrêter.
- 10 : vous voulez vous arrêter tout de suite.

Procédez de même pour répondre à la question : « Quel est votre degré de confiance en vous pour arrêter ? »

- 0 : je n'ai pas du tout confiance en moi.
- 10 : je suis absolument certain de réussir.

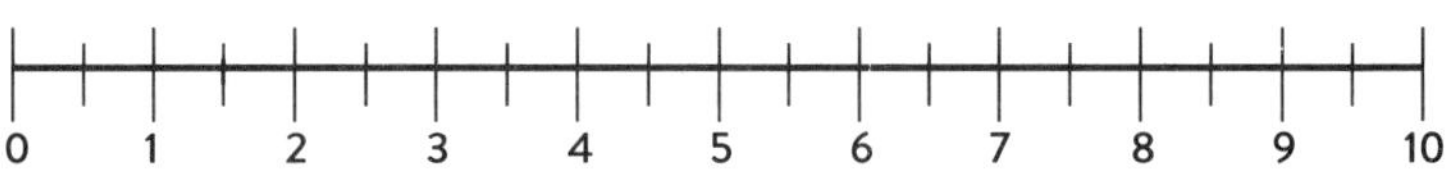

Une fois cette étape terminée, refermez et posez ce livre : laissez passer une semaine avant d'aborder l'étape 3. Ce délai est important, car il permet votre réflexion. Mais il ne faut pas trop attendre : sinon, le déni risque de revenir et de s'installer ! À ce stade, il vous faut identifier les risques que vous avez décidé de prendre avec votre dépendance. Il faut aussi définir une stratégie pour réduire ces risques. Cela fera l'objet de la prochaine étape.

Étape 3
Musclez votre détermination

PESEZ AVEC LA « BALANCE DÉCISIONNELLE »

Désormais, vous vous sentez prêt à aborder la phase d'action pour tenter, dans un futur proche, d'agir sur votre addiction. Vous faites le choix des décisions à prendre et commencez à les mettre en place dans le temps. Vous avez besoin que cette intention d'action, que cette détermination à changer soient valorisées et encouragées afin de trouver une bonne stratégie en établissant des plans, en vous fixant des buts – par exemple en choisissant des dates ou des périodes – et en identifiant les ressources nécessaires. Ce troisième stade est appelé « détermination », « préparation », ou « prise de décision » dans le cercle de Prochaska et DiClemente.

Il vous est possible d'évaluer, grâce à l'échelle visuelle analogique (EVA), l'évolution de votre envie véritable d'arrêter (voir l'étape 2, p. 62), de peser le pour et le contre de votre addiction et de son arrêt, de préciser avantages et inconvénients. C'est ce que l'on appelle la « balance décisionnelle », qui sert à faire avancer votre motivation et à réaliser un bilan concret. À ce stade, on oublie souvent pourquoi on a consommé et on éprouve autant l'envie de maintenir sa consommation que de l'arrêter ! Alors pourquoi ne pas remplir, par exemple, un petit tableau en listant les bienfaits et les méfaits de votre situation, et tenir un carnet de bord durant la période allant jusqu'à la prochaine étape ? Patience et persévérance sont vos meilleures alliées pour lutter contre vos blocages et vos résistances.

Par exemple :

JE CONTINUE DE CONSOMMER	
AVANTAGES	INCONVÉNIENTS
• Je dors mieux • Mes amis consomment aussi, donc je partage de bons moments avec eux • ...	• Je me sens fatigué le lendemain • Je me sens triste et déprimé après • ...
AVANTAGES	INCONVÉNIENTS
• Je me sens mieux dans mon corps et dans ma tête • Je dépense moins d'argent • ...	• J'ai le sentiment de me priver d'un plaisir • Je vais sans doute perdre certains de mes amis • ...

Pourquoi décideriez-vous d'arrêter ?

- Pour améliorer (grandement) votre santé et ne pas prendre le risque d'une maladie grave.
- Pour retrouver une sexualité, que vous trouvez (à juste titre) diminuée.
- Pour faire des économies (importantes) et résoudre vos problèmes financiers.
- Pour accroître l'estime de soi en vous prouvant que vous pouvez (amplement) surmonter une épreuve.
- Pour réparer votre image sociale et aider (si possible) les autres à développer une meilleure opinion de vous-même.
- Pour ne pas (ne plus) gêner vos proches, votre famille, vos enfants.
- Pour retrouver (enfin) votre liberté d'action.

ÉTABLISSEZ UNE RELATION DE CONFIANCE

Si vous consultez un médecin lors de cette étape, vous poursuivez avec lui une relation de confiance et de connivence. Il vous aide à faire ressortir les arguments en faveur de l'arrêt de votre addiction, mais il n'émet aucun avis personnel et vous laisse emprunter votre propre chemin, qui mène de la conscience de votre ambivalence actuelle jusqu'à votre prise de décision. Peut-être aurez-vous besoin de réaliser plusieurs fois l'entretien motivationnel (voir p. 63) si des circonstances dans votre vie empêchent votre évolution.

Une fois cette étape terminée, laissez passer une semaine environ et passez à l'étape 4.

Étape 4
Passez à l'action

LE PATRON, C'EST VOUS !

Cette étape est fondamentale, même si elle est brève. Car il s'agit maintenant de mettre votre motivation à l'épreuve. N'hésitez pas à prendre des notes : si vous constatez que vous manquez d'optimisme pour poursuivre ce travail intérieur et prendre en main votre destinée, souvenez-vous de tous ces moments où vous avez souffert, où vous étiez tellement mal. Écrivez-les ou enregistrez-vous. Et dites-vous que vous allez vers une existence meilleure, parce que vous avez décidé que ce serait ainsi. Écrivez ce que vous comptez réussir désormais : cela vous permettra de faire un point précis sur vos objectifs.

Le changement implique des modifications de votre style de vie, et ce sont des difficultés importantes à surmonter – ne pas prendre de cigarette au lever ou juste après le café du matin, ne pas se servir un verre de whisky au moment de l'apéritif… Ces réflexes qui comblent un manque sont à contrer.

Le patron, c'est vous ! Cette exclamation résume la teneur de cette étape. C'est vous qui allez choisir la voie à suivre, au sein de ce livre ou lors d'une consultation, où le médecin est là uniquement pour vous accompagner, vous épauler, vous aider à ne pas lâcher. Faire équipe. C'est vous qui allez indiquer le chemin à prendre, car vous tenez le gouvernail.

De même qu'aux étapes 2 et 3, évaluez grâce à l'échelle visuelle analogique (EVA) votre envie d'arrêter (voir p. 70). Demandez-vous également ce que vous avez gardé en mémoire des étapes précédentes et ce qu'elles vous ont apporté. Si vous en avez parlé à vos proches, que vous ont-ils dit ou demandé, et quelles ont été vos réponses ? Ces étapes ont-elles provoqué en vous une envie de consommer ou, au contraire, vous ont-elles apporté une aide ? Quelle est la fréquence actuelle de vos consommations ? Essayez d'établir un bilan et de prendre du recul. Vous pouvez aussi émettre des objections, critiquer le processus en cours – car c'est vous le patron, ne l'oubliez pas –, exprimer des doutes, baisser les bras, voir votre détermination fléchir. Il faut tout essayer : sincèrement, qu'avez-vous à perdre en tentant cette stratégie ?

Sophie - Une consommation contrôlée

Âgée de 32 ans, Sophie est active, mère d'un enfant, heureuse dans son couple. Elle a commencé à boire pendant ses études, où les fêtes se transformaient en beuveries. Sa consommation n'était jamais liée à une souffrance. C'est devenu une habitude, prise dans un cadre joyeux, qui a per-

duré à l'âge adulte : Sophie a accru sa consommation, faite d'apéritifs et de dîners « bien arrosés ». La première alerte est arrivée à sa grossesse : son médecin l'a alertée des risques pour le bébé. Sophie a arrêté net. Cette décision l'a mise devant une évidence : elle était devenue très dépendante à une consommation quasi quotidienne, même si elle était « de très petite quantité », selon elle.

C'est alors que je l'ai reçue en consultation : de manière franche, elle m'a demandé de l'aider à arrêter pendant sa grossesse. Je l'ai hospitalisée trois semaines. Son sevrage s'est fait sans mal, ses bilans étaient bons, sans dommages installés. À sa sortie, Sophie est restée abstinente. Après l'accouchement, elle est repassée me voir pour discuter d'une éventuelle reprise. Nous avons longuement parlé des risques et avons décidé ensemble de tenter la consommation contrôlée, c'est-à-dire dans les limites recommandées par les autorités scientifiques : deux verres par jour au maximum, sans dépasser dix verres hebdomadaires, avec un arrêt de 48 heures dans la semaine. Le tout sans effets sur les examens biologiques, le comportement et la vie professionnelle.

Depuis plusieurs années, Sophie respecte ces règles. Elle n'a pas augmenté sa consommation. Son état de santé est bon et elle vit bien avec de longues périodes d'abstinence.

LA RÉACTANCE, VOTRE RÉSISTANCE

À ce stade, la résistance peut encore être grande. Elle est un processus relationnel. Elle constitue un signal pour changer d'attitude et vous engager dans un chemin nouveau. Si vous vous considérez désormais comme acteur et non plus comme victime de la situation, vous allez choisir les solutions qui vous conviennent. Que ce soit lors de l'entretien motivationnel ou de la poursuite de cet ouvrage, vous pouvez repérer les différents types de résistance que vous avez manifestés.

1. L'argumentation : vous avez contesté l'exactitude de ce que vous avez lu, vous avez remis en cause les propositions.

2. La rupture : vous avez interrompu votre lecture, vous n'avez pas eu le courage d'affronter la réalité, vous n'avez pas pu regarder certaines vérités en face.

3. La négation : vous avez attribué le problème aux autres, vous avez minimisé ce problème, vous avez exprimé un désaccord, vous avez dit être pessimiste.

4. L'ignorance ou la diversion : vous avez fait comme si le problème n'existait pas, vous avez changé de sujet.

La résistance, votre résistance, s'est ainsi manifestée de plusieurs manières dans votre attitude. Vous vous êtes tenu à vous-même un « discours de maintien ». Pour lutter contre ça et réussir à évoluer, il vous faut de nouveaux points de vue, de nouveaux objectifs.

Qu'est-ce que la consommation contrôlée ?

Pendant longtemps, face à une addiction – en particulier l'alcoolo-dépendance –, on a misé sur l'abstinence totale. Rien d'autre n'était proposé. L'idée préconçue était, que pour vous soigner, il fallait que vous vous arrêtiez entièrement. Mais cet impératif ignorait la difficulté d'intégrer un programme de soins, car l'idée de ne plus consommer entraînait une souffrance liée au manque, de l'anxiété, du *craving*, etc. L'arrêt complet était inenvisageable, ce qui a entraîné la mise à l'écart de 90 % des patients. Ce déficit considérable de soins des personnes nécessitant une aide est appelé *treatment gap* par les Anglo-Saxons.

Ce constat établi par les soignants a été entendu. Une alternative a été proposée par les praticiens du monde entier : la « consommation contrôlée ». Cette notion est arrivée tardivement. Le principe de cette stratégie thérapeutique est d'autoriser l'addiction, en particulier la consommation d'alcool, à la condition que les paramètres biologiques ne soient pas perturbés – les enzymes du foie, par exemple – en parallèle d'une perte de poids et d'une meilleure tension artérielle, le tout associé à une amélioration psychologique. Vous devez pouvoir limiter votre consommation à un seuil compatible avec votre vie sociale, professionnelle et privée. Vous devez retrouver une place au sein de votre famille et de votre réseau.

Mais si vous avez souvent rechuté, les soins les mieux adaptés restent ceux qui correspondent à un arrêt total.

DÉFINISSEZ VOS OBJECTIFS

Selon votre profil, vos choix et votre rythme, mettez vos objectifs à l'épreuve dans une dynamique motivationnelle afin de vous révéler à vous-même. Décidez en toute sincérité et en toute confiance en vous-même. Énoncez-les clairement. Précisez les objectifs que vous poursuivez : est-ce le sevrage total ? la diminution de votre consommation, par exemple en la divisant par deux ou par trois ? une consommation contrôlée ?

Une fois cette étape terminée, laissez passer une à deux semaines environ, le temps d'accomplir les objectifs que vous vous êtes fixés. Vous saurez ainsi si vous avez pu en atteindre certains – par exemple, si vous aviez comme objectif de ne consommer qu'une fois par semaine au lieu de tous les jours. Durant ce délai, vous aurez l'occasion de dresser un bilan. Ensuite seulement, abordez l'étape 5. De nouveau, n'attendez pas trop pour empêcher le déni de s'installer.

Étape 5
Maintenez le cap

CONSOLIDEZ VOS ACQUIS

Tout reste fragile et la prudence est de mise, car les tentations de céder sont nombreuses. Il est important de vous donner les moyens de ne pas retomber dans votre addiction à ce cinquième stade – appelé « maintenance », ou « maintien », dans le cercle de Prochaska et DiClemente. Établissez un bilan.

- Demandez-vous si, après les quatre étapes précédentes, vous avez toujours envie d'arrêter.
- Évaluez votre motivation grâce à une échelle visuelle analogique (voir p. 70).
- L'expérience vous ayant permis d'intégrer vos failles, repérez les situations faciles, les situations difficiles à risque de rechute, les moments où vous avez souffert sur le plan psychologique, les contraintes qui sont révélées au fur et à mesure…
- Essayez d'être le plus concret possible. Par exemple, si vous avez des problèmes avec l'alcool ou le cannabis et que vous

avez arrêté de consommer, souvenez-vous avec précision comment cela s'est passé, si vous avez reconsommé lors d'un pot de départ qui vous a paru insurmontable, ou d'une fête où on vous a proposé un joint que vous avez finalement fumé… Comptez combien de fois vous avez craqué.

- Si vous n'avez pu empêcher le faux pas, mettez en place des stratégies : changez vos habitudes, élaborez une stratégie d'évitement, restez vigilant, pendant un certain temps évitez les terrasses où on boit et on fume, prenez rendez-vous en consultation pour être soutenu, compensez par des activités comme le travail, le sport, les sorties, les amis adeptes d'un mode de vie sain…
- Valorisez tous les efforts que vous déployez.
- Renforcez votre sentiment d'efficacité personnelle. Tout n'est pas encore fixé pour vous.
- Il est toujours possible de réajuster et d'adapter votre conduite, votre accompagnement, votre projet global de soins, en particulier selon vos éventuelles maladies ou comorbidités connexes – une dépression, une anxiété, du diabète, des problèmes psychiques, un trouble bipolaire, une cirrhose…
- La guérison prend du temps. Tout dépend de votre état de santé. Si vous n'avez pas de pathologies, si vous avez une vie sociale riche et satisfaisante, si vous pouvez continuer de travailler… cela vous aidera à guérir plus vite de votre addiction.

ET SI VOUS RECONSOMMEZ ?

Avant l'étape 6 qui mène vers la liberté, il existe toujours un risque de rechute. Cette dernière fait partie du processus classique de changement et ne doit pas vous effrayer. Car c'est un temps qui peut permettre de réussir à sortir de la dépendance. La rechute n'est donc pas une manifestation pathologique mais plutôt une mise à l'épreuve qui, si elle est surmontée, engendre un effet positif. Il convient de dédramatiser la situation, de faire preuve de la plus grande tolérance envers vous-même et de rassembler toutes vos ressources et tous vos réseaux de soutien.

Si certains parviennent à arrêter dès le premier essai, d'autres éprouvent des difficultés et ne sont pas encore au bout de leurs peines. Selon son addiction, on a besoin d'une équipe soignante pluridisciplinaire pour être encore épaulé. Car il faut poursuivre au-delà de la dernière tentative échouée, et parfois c'est au quatrième, au cinquième ou au sixième sevrage que la rémission réussit à s'installer dans la durée. La recherche médicale avance, et de nouvelles stratégies thérapeutiques plus efficaces sont toujours à prévoir !

Étape 6
En route vers la liberté !

QU'EST-CE QUE LA GUÉRISON ?

La sortie de l'addiction dans la durée, ou sortie permanente, constitue la dernière étape que vous allez aborder : elle marque la réussite finale du processus. Elle achève le parcours vers votre guérison. Mais qu'est-ce que la guérison pour vous ? C'est une bonne question, et chacun a sa définition et ses critères. La réponse est difficile, les réponses sont partagées. L'abstinence est-elle le signe de la guérison ? Si on considère que ne plus consommer du tout est la preuve de la guérison, alors oui, une personne abstinente est une personne guérie. Mais si on considère que la guérison advient quand la distance avec le produit ou le comportement est telle qu'on peut en consommer un peu sans retomber dans le piège de l'addiction, alors non, l'abstinence n'est pas signe de guérison.

Dans le cas de l'alcool par exemple, certains optent d'emblée pour une abstinence totale et continue, parce qu'ils ont expérimenté dans leur propre histoire que la moindre goutte les entraînait invariablement à la rechute. Ils évitent jusqu'au bœuf bourguignon, car le goût du vin peut représenter un risque et la mémoire de l'alcool réveiller leur envie de consommer. D'autres parviennent à adopter une consommation marginale, ou « consommation contrôlée », le plus souvent dictée par un souci de convivialité. Abstinence et libération résultent de votre décision.

Pour ma part, plutôt que d'utiliser le mot « guérison », je préfère l'expression « en route vers la liberté ! ». Aujourd'hui, pour vous, la question est de savoir comment rester libre et indifférent à votre ancienne addiction. Vous avez fait le choix de la vie contre l'emprise mortifère d'une substance, licite ou illicite, ou d'un comportement néfaste.

Vous avez décidé de vous impliquer véritablement, en prenant connaissance des outils utilisés en addictologie. Vous avez tout d'abord pris conscience que vous n'étiez pas prêt à changer et que vous étiez ambivalent face au changement envisagé. Puis vous avez évolué et corrigé de vous-même ce que vous vouliez faire. Maintenant, vous êtes prêt à mettre en pratique ce changement qui vous a fait quitter votre ancienne dépendance. Vous êtes sorti de la plainte, vous avez relevé la tête.

On ne change pas sa vie en quelques semaines. L'important est de se fixer des objectifs atteignables, sur trois, six ou neuf mois, voire sur du plus long terme : les bénéfices vous seront précieux à tous les âges afin de vous maintenir épanoui et en bonne santé.

À LA RECONQUÊTE DE VOUS-MÊME

Si on évoque souvent les difficultés à sortir d'une addiction et les moyens pour y parvenir, paradoxalement, on parle moins des bénéfices qui en ont été tirés. Car vous avez tout à y gagner ! Que se passe-t-il dans l'après ? Vous changez – en mieux – sur le plan physique et psychologique, vous vous retrouvez. J'ai connu certains patients qui n'avaient jamais été sobres – sans être ivres... Ils se sont découverts. Le rapport à votre corps s'améliore : vous cessez de vous abîmer, vous réinvestissez votre propre personne, vous faites du sport. Dans mon service sont ainsi proposés des ateliers perte de poids, coiffure, maquillage... Vous vous sentez en forme, vous retrouvez une liberté, une libido.

Au sein de votre famille, vous reprenez votre place – comme conjoint ou comme enfant, membre actif de la famille – ou vous la réclamez. Car, quand on est dépendant, on a tendance à s'effacer du fait d'une honte ou d'un sentiment d'illégitimité ; la même chose se produit dans votre cercle amical, professionnel, social. Dans votre couple, vous étiez en situation de faiblesse face à votre conjoint, qui vous aidait, vous portait, même sans le dire. Désormais, vous assumez votre place, et c'est là que les conflits, parfois les séparations, interviennent : l'équilibre est rompu. Le rapport aux autres se modifie, et peut-être allez-vous ressentir le besoin de changer de métier, ou devenir patient aidant, patient-expert (voir p. 86), pour partager votre expérience. Vous voilà parti à la reconquête de vous-même.

Devenir patient-expert

Quand on a connu l'addiction et que l'on s'en est sorti, on peut éprouver le besoin de devenir « patient-expert » afin de partager son expérience auprès de ses pairs et de collaborer avec les professionnels de santé. C'est ce que l'on appelle la « pair-aidance ».

Créée en 2020, l'association France Patients Experts Addictions (FPEA) est un collectif qui a pour objectif de promouvoir et de former des « patients-experts addictions » dans le parcours de soins. Il vise à une éducation thérapeutique du patient (ETP), à une démocratie sanitaire. Sa participation active à la recherche en addictologie est précieuse.

Sur Internet : lespatientsexperts.fr

Pour vous accompagner, choisissez une thérapie adaptée

Plusieurs techniques de soins validées par les études cliniques peuvent vous accompagner dans votre sortie de l'addiction. En 2022, la Fédération française d'addictologie (FFA) a établi un guide qui recense les diverses approches en psychothérapie. Elles constituent des outils très utiles. Les trois types de thérapie que j'utilise et conseille dans mon service à l'hôpital Paul-Brousse, à Villejuif, car elles se sont révélées efficaces, sont :

- les thérapies cognitives et comportementales (TCC) ;
- les approches systémiques et familiales : ce sont des interventions ponctuelles (thérapies systémiques brèves, thérapies orientées solution, hypnothérapie ericksonienne…) si vous avez un problème précis, si votre addiction prend naissance dans votre contexte familial ou si votre addiction perturbe le fonctionnement de votre famille ;
- les approches corporelles comme la réflexothérapie, la balnéothérapie, la relaxation, l'hypnose…

ADOPTEZ UN AUTRE RYTHME DE VIE

Dans le domaine de l'addiction, une thérapie vise à éteindre votre envie de consommer (le *craving*) ou à faire disparaître le comportement qui pose problème.

Son rôle est tout d'abord de traiter les fonctions les plus basiques : restaurer les rythmes de vie avec des repas réguliers et des repères horaires, faire retrouver un sommeil restructuré à heures régulières, apporter un apaisement par une médiation corporelle ou une autre méthode...

Puis, lorsque votre état clinique le permet, il convient de restaurer ou de renforcer certaines de vos fonctions plus complexes, notamment celles des émotions et de la relation à l'autre.

Selon votre vécu et votre situation, les techniques proposées varient. Des approches de remédiation cognitive peuvent faciliter le travail avec d'autres formules comme les thérapies cognitives et comportementales.

Il vous faut ensuite retrouver l'estime de soi.

LES THÉRAPIES COGNITIVES ET COMPORTEMENTALES : COMMENT ÇA MARCHE ?

Dans le domaine des addictions, les TTC sont menées dans un but bien défini, contrairement aux thérapies de nature psychanalytique où l'approche est globale. D'inspiration anglo-saxonne, elles sont un contrat passé entre vous, le patient, et le thérapeute pour éliminer votre symptôme :

avec un début et une fin, un délai et un nombre de séances fixés, des buts à atteindre, des résultats à évaluer.

Les TTC agissent sur les modes de fonctionnement ancrés en vous, avec pour objectif de vous aider à appréhender la réalité et ses problématiques concrètes. Elles vous aident à modifier vos comportements réflexes solidement installés et permettent de remplacer vos pensées automatiques, à l'origine d'angoisses en cas de stress majeur, par de nouvelles pensées. Cela pour ne plus adopter un comportement évitant – fumer une cigarette ou un joint, boire de l'alcool...

Les thérapies cognitives et comportementales sont indiquées pour toutes les addictions : elles sont faciles à accepter, sont brèves et dotées d'objectifs précis ; elles s'adaptent aux besoins de chacun et à l'évolution de sa motivation ; elles renforcent le sentiment d'efficacité et l'alliance thérapeutique pour éviter la rechute. Individuelles ou collectives, elles se pratiquent en mode ambulatoire ou en hôpital de jour. Elles peuvent être associées à d'autres modalités de soins – une psychothérapie, des médicaments.

Le travail avance selon plusieurs étapes. Une séance de une heure par semaine est souhaitable. La thérapie dure souvent quelques mois. Elle est prise en charge par la Sécurité sociale si elle est menée avec un psychiatre. Dernièrement, un certain nombre de consultations avec un psychologue peuvent également être remboursées.

- Étape 1. L'analyse fonctionnelle : vous définissez avec le thérapeute les circonstances, les moments, les lieux et les raisons liés à votre consommation. Un objectif est fixé.

- Étape 2. Le programme d'acquisition de vos nouvelles compétences est mis au point : comment faire face à votre consommation, à ses problèmes, au *craving*, comment renforcer votre motivation, vous affirmer, gérer vos émotions, résoudre vos difficultés, repérer, analyser et affronter les situations à risques, lutter contre la pression sociale, résister aux sollicitations, prévenir une rechute…

Une séance est structurée de manière précise : le point est fait sur vos tâches réalisées entre deux séances, le programme de la séance est défini, un point régulier est fait sur le déroulement de la séance, un résumé est effectué, une liste de tâches est définie pour la prochaine fois.

Les vagues comportementale, cognitive et émotionnelle

Les TTC sont nées de trois vagues successives de théories de l'apprentissage.

- La **vague comportementale** : le conditionnement « classique », ou « répondant », est fondé sur le signal et la réponse. Il a été proposé par le physiologiste russe Ivan Pavlov puis par le psychologue américain John Broadus Watson au début du XXe siècle. Les comportements responsables de souffrances ayant été appris, il faut les désapprendre et s'adapter. Le conditionnement « opérant », fondé sur le renforcement et la récompense, a été théorisé par les psychologues américains Edward Lee Thorndike et Burrhus Frederic Skinner au milieu du XXe siècle. Une thérapie comportementale vise ainsi à couper la connexion entre le stimulus et l'envie de consommer.

- La **vague cognitive** : le concept de « schéma cognitif » a été défini par le psychologue américain Aaron Beck dans les années 1970, qui a mis l'accent sur les pensées automatiques et les distorsions cognitives pour chercher à les assouplir, à les modifier. Une théorie cognitive permet de repérer, d'analyser puis de remettre en question les pensées, les attentes positives et les comportements liés à une substance ; elle fait aussi travailler sur la notion d'efficacité à résister à une envie, sur les schémas dysfonctionnels et les croyances permissives.
- La **vague émotionnelle** : d'influence ayurvédique et théorisée aux États-Unis au début du XXIe siècle, la thérapie cognitive basée sur la « pleine conscience », ou *mindfulness* (TCBPC), ou thérapie d'acceptation, est focalisée sur la conscience de son corps, de ses pensées et de ses émotions dans le temps présent. Elle vise à ce qu'une personne observe, accepte et explore ces pensées et ces émotions afin de les mettre à distance, sans les juger, et d'en limiter l'influence. Elle est une forme d'autorégulation.

DES EXPÉRIMENTATIONS

En plus des thérapies cognitives et comportementales, des techniques d'exposition à la réalité virtuelle peuvent également être employées : des scénarios sont conçus pour vous faire vivre des situations d'envie – une terrasse pour déguster une bière bien fraîche, un bar ou un club accueillant, une ambiance collective chaleureuse, propice à prendre de la drogue… –, puis intervenir dessus et faire baisser votre envie. Vous « voyez » désormais ces situations, vous ne vous contentez plus de les « imaginer » en thérapie. Les scénarios peuvent même être modifiés par intelligence artificielle, en direct, au fur et à mesure de vos réactions…

À titre expérimental, des thérapies assistées par drogues psychédéliques sont conduites dans différents hôpitaux français et bientôt dans mon service à l'hôpital Paul-Brousse, à Villejuif : la prise de ces produits provoque des états modifiés de conscience, « qui révèlent l'âme », font régresser puis sont retravaillés en psychothérapie. La journaliste Dominique Nora a mené l'enquête sur ces « nouvelles anciennes thérapies », pratiquées depuis des millénaires et conduites aujourd'hui dans un cadre médical strict. Elle en a tiré un livre : *Voyage dans les médecines psychédéliques. LSD, MDMA, champignons hallucinogènes, transes…* (Paris, Grasset, 2025). Ces psychothérapies « augmentées » par des psychotropes font l'objet d'études cliniques dans de nombreux pays pour soigner les addictions et plusieurs troubles psychiques. La pratique a été adoptée en Suisse.

2. LES PRINCIPALES ADDICTIONS ET LEURS PROTOCOLES DE SOINS

« Si tu veux construire un bateau,
ne rassemble pas tes hommes et femmes
pour leur donner des ordres, pour expliquer chaque détail, pour leur dire où trouver chaque chose.

Si tu veux construire un bateau, fais naître
dans le cœur de tes hommes et femmes
le désir de la mer. »

Antoine de Saint-Exupéry

Vous avez désormais acquis un certain nombre d'outils pour vous connaître et pour agir de manière concrète et efficace sur vos addictions. Je vous propose maintenant des protocoles de soins personnalisés, adaptés à chaque produit et à chaque comportement. Des protocoles « de consensus » que nous avons élaborés grâce à nos patients qui, avec leur histoire singulière et leur sensibilité propre, nous ont beaucoup aidés. Tous les professionnels de santé qui ont concouru et concourent à ce travail ont aussi toute ma reconnaissance. C'est également grâce au riche terreau d'échanges offerts par la Fédération française d'addictologie (FFA) que nous avons pu avancer et mettre en culture des dispositifs pour accompagner la guérison des diverses dépendances. Ces protocoles résultent de notre expérience, associée à la rigueur scientifique des recherches récentes et des publications réalisées par mes confrères dans le monde entier.

Si vous présentez une addiction à plusieurs substances ou comportements, vous pouvez découvrir ce qui suit dans l'ordre qui vous convient. Et peut-être déciderez-vous de consulter un addictologue. Si ce livre ne prétend pas remplacer un médecin, il peut constituer un point de départ, provoquer un déclic, nourrir une réflexion.

Qu'est-ce qu'un protocole de soins ?

C'est la mise en pratique d'un acte médical, paramédical ou psychologique, qui a été établi d'après une expérience clinique collective, les recommandations d'un ensemble de professionnels et les résultats de la recherche scientifique. Il peut être spécifique à une discipline. Il définit, précise et décrit les principes à observer, les techniques à appliquer. Il est centré sur un groupe ou sur un individu.
Selon la Fédération française d'addictologie, le médecin addictologue propose un protocole de soins adapté, qui peut aller de la diminution de la substance utilisée à son arrêt complet. Il cherche en premier lieu la « réduction des risques », ou RdR (voir p. 31). Il doit également créer peu à peu une relation de confiance avec son patient.

Le tabac, un piège toujours redoutable

La cigarette a longtemps fait partie, en Amérique puis en Occident, d'une culture très forte – rituel de passage vers la vie adulte, fumigation sacrée et thérapeutique, objet de plaisir et de détente, arme de virilité, de séduction et de liberté dans les images forgées par la publicité et par Hollywood... Il n'en est plus de même au XXIe siècle : aujourd'hui, la cigarette n'a plus rien de sexy. Si ses dangers pour la santé, la sienne et celle des autres, ont toujours été connus, ils sont désormais entièrement reconnus. Le regard de la société a changé. Même si les industriels tentent toujours de donner au tabac une aura de « modernité » en inventant et en proposant de nouvelles formes supposées moins nocives dans l'idée d'une réduction des risques, diffusées sur un immense marché international. Et si le tabac est une drogue licite, il n'en reste pas moins une drogue dure.

CIGARETTES ÉLECTRONIQUES ET AUTRES PRODUITS

À côté des traditionnels paquets de tabac, de cigarettes et de cigares est apparue, au début des années 2000, la « cigarette sans fumée, à pulvérisation électronique » : cette « vapoteuse », ou « vape », délivre de la vapeur artificielle et aromatisée, contenant ou non de la nicotine.

Certains chercheurs estiment que les liquides des e-cigarettes ne sont pas dénués de conséquences néfastes pour la santé. Mais la cigarette électronique et le vapotage en général représentent une avancée révolutionnaire en matière de réduction des risques (RdR, voir p. 31) et constituent une aide précieuse au sevrage tabagique. Pour un maximum de sécurité, il est recommandé de privilégier les produits qui présentent le label AFNOR. Ces dispositifs sont arrivés dans la vie des Français de manière inattendue, poussés par des entreprises étrangères, et le phénomène s'est imposé sur toute la planète. Le vapotage a permis à un grand nombre de personnes de lâcher leur paquet de cigarettes tout en gérant les deux aspects les plus addictogènes : la nicotine et la gestuelle associée au tabac.

« J'allume une cigarette pour remettre à plus tard le voyage, pour remettre à plus tard tous les voyages, pour remettre à plus tard l'univers. »

FERNANDO PESSOA,
Le Livre de l'intranquillité

Apparus depuis peu, des « produits de nouvelle génération » ont fait fureur auprès des jeunes. Ils se présentent également comme des substituts nicotiniques. Ils sont interdits à la vente depuis janvier 2025 : les puffs, des cigarettes électroniques jetables, contiennent des sels de nicotine ; les pouches (ou nicopouchs, ou nicopods) sont des sachets de nicotine sans tabac, faits de fibres végétales, de sels de nicotine et d'arômes variés ; quant au snus, déjà interdit dans toute l'Europe, sauf en Suède et en Norvège, c'est une poudre de tabac humide, conditionnée en petits sachets, à placer dans la bouche ; à ce tabac à sucer sont adjoints des sels, parfois des arômes.

UNE DÉPENDANCE MULTIPLE

La relation nouée au fil des années avec le tabac s'est bâtie dans un environnement social important, avec des réflexes ancrés dans le métabolisme : cette dépendance est donc à la fois physique et psychologique, dans le corps et dans la tête, et comportementale et environnementale.

Nicotine et dopamine

Tout le monde le sait : la dépendance physique au tabac est due à la nicotine qui, inhalée, arrive au cerveau en quelques secondes. Elle y stimule le circuit de la récompense et provoque la libération de dopamine, ce neurotransmetteur associé aux sensations de plaisir et de satisfaction. Cette addiction est donc issue d'un conditionnement qui s'est souvent imprimé en profondeur chez les individus. Pour un grand nombre d'entre eux, cela a commencé dès l'adolescence.

Le mécanisme de renforcement ne s'arrête pas à l'acte de fumer : chaque souvenir lié à la cigarette, au cigare ou à toute autre forme de consommation du tabac peut être réactivé par ce que l'on nomme un stimulus, un élément capable de déclencher une excitation, une réaction dans l'organisme – par exemple l'odeur du café, un coup de stress, la fumée d'une cigarette. Avec ce déclic, le cerveau se remémore la sensation de plaisir déjà vécue et l'envie de fumer revient en force. Si fumer est impossible, on ressent un manque.

La fumée d'une cigarette contient plus de quatre mille substances chimiques, toxiques et dangereuses, tels le goudron, le monoxyde de carbone, le benzène ou le cadmium, qui possèdent des effets délétères sur tout le corps. La dépendance à la nicotine est caractérisée par les symptômes de tolérance et de sevrage (voir p. 117).

Un anti-stress

La dépendance psychologique au tabac est forte : la cigarette est un moyen de gérer son stress, de calmer son anxiété, de surmonter ses émotions, de se stimuler sur le plan intellectuel, de se concentrer, de se détendre, d'avoir du plaisir… Elle possède une action anxiolytique, antidépressive et coupe-faim. Cette dépendance peut advenir dès le début de la consommation et varie grandement d'une personne à une autre.

Lors de certaines circonstances

Une convivialité et une gestuelle peuvent très vite être liées à la consommation de tabac : fumer à plusieurs ou avec des amis, dans des situations de détente ; fumer en prenant son café, après le repas, en lisant, en regardant la télévision ou une vidéo ; fumer en travaillant chez soi, en se concentrant ; fumer en terrasse…

Seul ou accompagné ?

Si vous souhaitez arrêter de fumer, allez-vous le faire seul ou avec l'aide d'un médecin ? Sachez que la plupart des personnes y parviennent avec leurs ressources propres : seules 10 % d'entre elles se rendent chez un médecin addictologue.

Est-ce par volonté personnelle afin de préserver votre santé ? Est-ce la peur de mourir ? Ou le désir de répondre à une demande, par exemple venant de votre conjoint ou de votre enfant ?

VOUS CONNAISSEZ LES RISQUES

Les principaux risques pour la santé de la consommation de tabac, et même si elle est peu importante, sont bien connus – et pourtant peu pris en compte. Ils dépendent de la durée du tabagisme. Les risques et les maladies liés au tabac sont les cancers – le cancer du poumon, mais aussi de la gorge, de la bouche, du pancréas, de l'œsophage… –, les problèmes cardiovasculaires – l'infarctus du myocarde, l'anévrisme, l'accident vasculaire cérébral (AVC)… –, l'hypertension artérielle, l'artérite, les pathologies respiratoires – la bronchopneumopathie chronique obstructive… – et même le diabète…

ÉVALUEZ VOTRE DÉPENDANCE PHYSIQUE

Avant toute chose, vous devez savoir où vous en êtes de votre consommation et de votre dépendance physique. Puis vous pourrez décider, en toute connaissance de cause, d'arrêter seul ou bien d'aller consulter votre généraliste ou un spécialiste. Le test de Fagerström permet de vous situer. Comptez vos points.

1. Le matin, combien de temps après votre réveil allumez-vous votre première cigarette ?

☐ Dans les 5 minutes : 3

☐ 6 à 30 minutes après : 2

☐ 31 à 60 minutes après : 1

☐ Après 1 heure ou plus : 0

2. Trouvez-vous qu'il est difficile de vous abstenir de fumer dans les endroits où c'est interdit ?

☐ Oui : 1

☐ Non : 0

3. À quelle cigarette renonceriez-vous le plus difficilement ?

☐ La première de la journée : 1

☐ Une autre : 0

4. Combien de cigarettes fumez-vous par jour en moyenne ?

☐ 10 ou moins : 0

☐ De 11 à 20 : 1

☐ De 21 à 30 : 2

☐ Plus de 30 : 3

5. Fumez-vous à intervalles plus rapprochés durant les premières heures de la matinée que pendant le reste de la journée ?

☐ Oui : 1

☐ Non : 0

6. Fumez-vous lorsque vous êtes malade ou alité ?

☐ Oui : 1

☐ Non : 0

Score et interprétation des résultats

Additionnez tous les points obtenus pour obtenir votre score.

- Si vous avez entre 0 et 2 : vous n'avez pas de dépendance physique.
- Si vous avez entre 3 et 4 : votre dépendance est faible.
- Si vous avez entre 5 et 6 : votre dépendance est moyenne.
- Si vous avez entre 7 et 10 : votre dépendance est forte ou très forte.
- Si votre score est égal ou supérieur à 5, vous avez vraisemblablement besoin d'utiliser un traitement médicamenteux ou de substitution nicotinique.

Faites-vous aider

Sachez qu'il existe des consultations spécialisées dans l'arrêt du tabac. Elles offrent tout d'abord un suivi hebdomadaire, puis mensuel pendant trois à six mois.

ÉVALUEZ VOTRE DÉPENDANCE PSYCHOLOGIQUE

Le test de Horn vous permet de repérer les principales raisons et situations qui vous poussent à fumer. Vous pourrez ainsi les travailler de manière personnalisée et adapter le sevrage tabagique en conséquence.

A. Je fume pour me maintenir en forme, rester concentré, efficace.

☐ Toujours : 4

☐ Souvent : 3

☐ Moyennement : 2

☐ Parfois : 1

☐ Jamais : 0

B. Tenir une cigarette fait partie du plaisir.

☐ Toujours : 4

☐ Souvent : 3

☐ Moyennement : 2

☐ Parfois : 1

☐ Jamais : 0

C. Fumer est pour moi une détente.

☐ Toujours : 4

☐ Souvent : 3

☐ Moyennement : 2

☐ Parfois : 1

☐ Jamais : 0

D. J'allume une cigarette quand je suis soucieux, contrarié, en colère.

☐ Toujours : 4

☐ Souvent : 3

☐ Moyennement : 2

☐ Parfois : 1

☐ Jamais : 0

E. Quand je n'ai plus de cigarettes, je ne le supporte pas.

☐ Toujours : 4

☐ Souvent : 3

☐ Moyennement : 2

☐ Parfois : 1

☐ Jamais : 0

F. Je ne remarque même plus quand je fume, c'est devenu automatique.

☐ Toujours : 4

☐ Souvent : 3

☐ Moyennement souvent : 2

☐ Parfois : 1

☐ Jamais : 0

G. Je fume pour me stimuler.

☐ Toujours : 4

☐ Souvent : 3

☐ Moyennement : 2

☐ Parfois : 1

☐ Jamais : 0

H. Allumer simplement une cigarette procure aussi du plaisir.

☐ Toujours : 4

☐ Souvent : 3

☐ Moyennement : 2

☐ Parfois : 1

☐ Jamais : 0

I. Je trouve les cigarettes agréables.

☐ Toujours : 4

☐ Souvent : 3

☐ Moyennement : 2

☐ Parfois : 1

☐ Jamais : 0

J. Je fume quand je suis mal à l'aise, énervé.

☐ Toujours : 4

☐ Souvent : 3

☐ Moyennement : 2

☐ Parfois : 1

☐ Jamais : 0

K. Quand je ne fume pas, j'en suis très conscient.

☐ Toujours : 4

☐ Souvent : 3

☐ Moyennement : 2

☐ Parfois : 1

☐ Jamais : 0

L. J'allume une cigarette sans réaliser que j'en ai déjà une.

☐ Toujours : 4

☐ Souvent : 3

☐ Moyennement : 2

☐ Parfois : 1

☐ Jamais : 0

M. Je fume une cigarette comme un remontant.

☐ Toujours : 4

☐ Souvent : 3

☐ Moyennement : 2

☐ Parfois : 1

☐ Jamais : 0

N. J'ai du plaisir à regarder les volutes de la fumée.

☐ Toujours : 4

☐ Souvent : 3

☐ Moyennement : 2

☐ Parfois : 1

☐ Jamais : 0

O. Je fume même quand je me sens détendu.

☐ Toujours : 4

☐ Souvent : 3

☐ Moyennement : 2

☐ Parfois : 1

☐ Jamais : 0

P. Je fume quand je ne veux pas penser, quand j'ai le cafard.

☐ Toujours : 4

☐ Souvent : 3

☐ Moyennement : 2

☐ Parfois : 1

☐ Jamais : 0

Q. Quand je n'ai pas pu fumer pendant un moment, le désir devient irrépressible.

☐ Toujours : 4

☐ Souvent : 3

☐ Moyennement : 2

☐ Parfois : 1

☐ Jamais : 0

R. Il m'arrive de réaliser que j'ai une cigarette à la bouche.

☐ Toujours : 4

☐ Souvent : 3

☐ Moyennement : 2

☐ Parfois : 1

☐ Jamais : 0

Score et interprétation des résultats

Calculez votre score obtenu par situation (désignée par une lettre).

- Stimulation (A + G + M), soit un score de : ....
- Plaisir du geste (B + H + N), soit un score de : ....

• Relaxation (C + I + O), soit un score de : ....

• Anxiété/soutien (D + J + P), soit un score de : ....

• Besoin absolu (E + K + Q), soit un score de : ....

• Habitude acquise (F + L + R), soit un score de : ....

Si votre score sur une ligne est égal ou supérieur à 10, cela indique une raison majeure qui vous pousse à fumer. C'est une base pour comprendre où vous devez agir en priorité pour arrêter de fumer.

Étape 1 : le diagnostic

Si vous décidez d'aller consulter, le praticien fait le point avec vous sur votre dépendance au tabac. Son approche est réalisée en plusieurs étapes :

- estimer votre dépendance physique et psychologique ;
- des bilans somatique, psychologique et social sont pratiqués (examen clinique, éventuelles analyses biologiques et analyses complémentaires...). Quel est votre état de santé général ? Avez-vous des problèmes respiratoires ? Êtes-vous essoufflé ? Vous sentez-vous fatigué ? Dormez-vous bien la nuit ? Votre entourage supporte-t-il encore votre tabagisme ? Comment cela se passe-t-il avec votre conjoint ? vos enfants ? vos proches ? Cela impacte-t-il votre activité professionnelle ? Avez-vous des problèmes d'argent ?

TESTEZ VOTRE ENVIE D'ARRÊTER

Vous pouvez évaluer votre envie véritable au moyen d'une échelle visuelle analogique (EVA), utilisée en médecine pour mesurer la douleur (voir p. 70). Elle va d'une intensité légère et modérée (de 1 à 5) à une intensité forte et très forte (de 5 à 10). Puis répondre à quelques questions va vous aider.

- D'après vous, quelle est votre véritable envie : arrêter ou continuer à fumer ?
- Pouvez-vous quantifier cette envie ? Où vous situez-vous de 1 à 10 ?
  - 0 : je n'ai pas du tout envie d'arrêter.
  - 10 : je suis absolument décidé à arrêter.

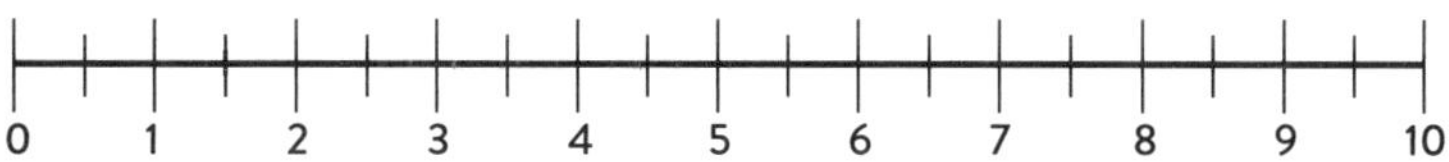

- Quelles sont les principales raisons pour lesquelles vous fumez ?
- Quand avez-vous commencé à fumer et dans quelles circonstances ?
- Qu'est-ce qui vous plaît dans le fait de fumer ?
- Qu'est-ce qui vous déplaît dans le fait de fumer ?
- En quoi fumer vous a-t-il aidé ?
- En quoi fumer vous porte-t-il préjudice ?

FAITES UNE LISTE

- Quelles raisons pourraient vous motiver à réduire le nombre de cigarettes que vous fumez ? et même pour arrêter ?
  - Des problèmes physiques : lesquels ?
  - Des difficultés dans votre vie sociale : lesquelles ?
  - Des problèmes médicaux : lesquels ?
  - Des troubles du sommeil ?
  - De l'agressivité ?
  - Des difficultés relationnelles : si vous arrêtez, estimez-vous que cela réduira les opportunités d'avoir des échanges avec vos collègues ? avec vos amis ?
  - Des problèmes économiques : le prix du tabac ? l'atteinte à votre budget ?
  - D'autres difficultés ?

RÉFLÉCHISSEZ AU CHANGEMENT

- Dans quelle mesure est-il important pour vous d'arrêter de fumer ? Où vous situez-vous sur une échelle de 1 à 5 ?
  - 0 à 2 : ce n'est pas très important.
  - 3 : c'est important.
  - 4 à 5 : c'est très important.
- Dans quelle mesure êtes-vous prêt à réduire le nombre de cigarettes ou à entamer l'arrêt du tabac ? Où vous situez-vous sur une échelle de 1 à 5 ?

- 0 à 2 : je ne suis pas vraiment prêt.
- 3 : je suis prêt.
- 4 à 5 : je suis vraiment prêt.

ÉTAPE 2 : une relation à déconstruire

- Avec le praticien, vous pouvez faire le point sur votre détermination à arrêter le tabac. L'objectif est de déconstruire la relation que vous avez établie avec ce produit. Cela passe par l'entretien motivationnel, qui vous permet de trouver peu à peu vos propres ressources afin de vous libérer du fardeau de la cigarette.
- Si vous ne souhaitez pas encore arrêter de fumer (voir l'étape 1, p. 113), il est possible de vous proposer de réduire votre consommation.
- Un traitement nicotinique de substitution (TNS) peut vous être proposé.
- Si vous êtes encore ambivalent, il est possible de vous aider à explorer votre ambivalence et votre motivation.
- Le plus souvent, un soutien psychologique, avec accompagnement et suivi, est mis en place : c'est le pilier de base, car la dépendance psychologique au tabac est très forte.
- Un réaménagement de votre environnement est également mis en place.

« Je pensais : "Puisque tout cela me fait du mal,
je ne fumerai plus, mais d'abord je veux fumer
une dernière fois." J'allumai une cigarette
et mon inquiétude s'envola, malgré la fièvre
qui montait et le tison ardent qui, à chaque bouffée,
brûlait mes amygdales. Je fumai la cigarette
jusqu'au bout, avec le soin de l'homme qui accomplit
un vœu. Et malgré d'atroces souffrances,
j'en fumai beaucoup d'autres durant ma maladie.
Mon père allait et venait, toujours le cigare aux lèvres
et me disait : – "Très bien ! Quelques jours encore sans fumer
et te voilà guéri !" Cette phrase suffisait à me faire souhaiter
qu'il me laissât tout de suite, oh ! tout de suite
et que je pusse me jeter sur une cigarette. »

Italo Svevo, *La Conscience de Zeno*

PRENEZ VOTRE DÉCISION

Arrêter le tabac, c'est difficile mais c'est possible ! Tandis que certaines personnes s'arrêtent sept fois et la huitième fois est la bonne, d'autres stoppent d'un coup. Il est très courant de s'y prendre à plusieurs reprises. La marche à suivre ? Ne vous découragez pas, ne désespérez pas. Dans cette addiction, c'est la décision que vous prenez qui est déterminante : j'ai toujours constaté que la plupart de ceux qui veulent arrêter de fumer y parviennent. Certes, les substituts à la nicotine sont importants, car ils sont une béquille utile, mais ce qui compte par-dessus tout est votre choix. Sans cette décision qui viendra de vous, et de vous seul, toute prise en charge médicale ou hospitalière aura une efficacité limitée.

SOYEZ PRÉPARÉ

Il est important que vous connaissiez précisément les symptômes du sevrage que vous allez ressentir tant sur le plan physique que psychologique. Le syndrome de manque est provoqué par la baisse brutale de la quantité de nicotine dans votre organisme. Il peut être perçu comme désagréable, voire insupportable. Si vous avez fumé pendant de longues années, l'arrêt risque de provoquer chez vous :

- des pulsions très fortes à prendre une cigarette ;
- du stress, une altération de votre humeur, une tension, une irritabilité, de l'anxiété, de la nervosité, de l'agitation ;
- une altération de votre sommeil ;
- une détresse, une humeur dépressive ;

- des troubles de la concentration ;
- une augmentation de l'appétit, une constipation ;
- un besoin de changer de rituels, par exemple en supprimant le café associé à la cigarette.

Ces signes de dépendance physique, amplement décrits dans la littérature médicale, se manifestent le plus souvent 24 à 48 heures après l'arrêt du tabac. Selon les personnes, ils disparaissent peu à peu au cours des deux à quatre semaines suivantes. De moins en moins fortes, des envies de fumer peuvent persister, parfois des années durant, dans la vie quotidienne et dans les rêves. Des envies qui se transforment en simples pensées, qui elles-mêmes disparaissent.

Vous le savez bien désormais, c'est la dépendance psychologique qui compte davantage dans le tabac. C'est la raison pour laquelle l'arrêt peut se faire selon plusieurs étapes :

1. un arrêt avec des reprises sporadiques,
2. une consommation diminuée progressivement,
3. un sevrage complet.

Peu à peu, votre humeur va redevenir normale. Vous retrouvez des sensations positives et agréables, de la gaieté et du plaisir, l'envie de faire plein de choses. Votre odorat est modifié, le goût des aliments redevient plus authentique. Vous n'êtes plus essoufflé quand vous montez les escaliers. Et même s'il existe toujours un risque de rechute, vous appréciez déjà les différences physiques très perceptibles en vous – une peau plus belle et plus nette, des cheveux soyeux et brillants…

Les substituts nicotiniques

À court ou à long terme, pour remplacer le tabac en partie ou en totalité, les traitements nicotiniques de substitution (TNS) peuvent être utilisés dans le cadre du sevrage tabagique. Ils se présentent sous plusieurs formes : patch, gomme à mâcher, comprimé à sucer ou à faire fondre sous la langue, inhalateur, spray buccal. Ils ont donné des résultats intéressants.
Les TNS sont en vente libre en pharmacie. S'ils vous sont prescrits par un médecin, généraliste ou spécialiste, une sage-femme, un infirmier ou un kinésithérapeute, ils sont remboursés par l'assurance maladie. Ils peuvent être prescrits en première intention au sein d'une stratégie d'arrêt d'emblée ou de réduction de votre consommation. La varénicline et le bupropion ne doivent être prescrits qu'en dernière intention pour des cas particuliers.

Françoise * – Expérience, entraide et échange

Françoise a fumé longtemps, beaucoup, et la cigarette était comme une partie d'elle-même. Trente années à augmenter les doses, jusqu'à deux paquets par jour, les problèmes de santé trouvant à chaque fois une excuse – une grippe, un virus, de l'asthme… –, sans jamais remettre en question sa consommation de tabac. Elle a bien tenté d'arrêter plusieurs fois. Elle tenait une demi-journée, rarement plus.

Un jour de février 2009 où elle a décidé de vivre et d'arrêter de mourir à petit feu, elle s'est lancée en « défume », mobi-

lisant toute son énergie, chaque heure devenant vigilance. Il lui fallait de l'aide, elle était en manque, en souffrance. Un rendez-vous à une consultation en tabacologie, des conseils, une substitution adaptée ont constitué ses premiers soutiens. Mais elle a alors ressenti d'autres nécessités : parler, échanger, comprendre et envisager la « défume » comme un apprentissage. Ainsi, elle a passé des centaines d'heures sur un forum à discuter avec d'autres « défumeurs », leur expérience solidaire en miroir l'aidant à renoncer, à tenir bon, à avancer. Elle a participé à la création d'un site Internet avec un espace de discussion, puis est venue l'idée d'un groupe d'entraide en réseau social pour aller là où sont les gens les plus éloignés du soin, pour leur apporter soutien, information et accompagnement dans le parcours du sevrage. C'est ainsi qu'est né en 2013 le groupe « Je ne fume plus ! ».

* Françoise Gaudel est la créatrice de l'association France Patients Experts Addictions (FPEA).

PAS TROP DÉPRIMÉ ?

Après l'arrêt du tabac, un test peut vous permettre de déceler en vous un éventuel trouble anxieux ou dépressif. Il s'agit du questionnaire HAD (Hospital Anxiety and Depression Scale), composé de 14 items cotés de 0 à 3 : 7 questions se rapportent à l'anxiété (total A) et 7 autres à la dimension dépressive (total D), ce qui permet d'obtenir deux scores.

1. Je me sens tendu ou énervé.

☐ La plupart du temps : 3

☐ Souvent : 2

☐ De temps en temps : 1

☐ Jamais : 0

2. Je prends plaisir aux mêmes choses qu'autrefois.

☐ Oui, tout autant : 0

☐ Pas autant : 1

☐ Un peu seulement : 2

☐ Presque plus : 3

3. J'ai une sensation de peur, comme si quelque chose d'horrible allait m'arriver.

☐ Oui, très nettement : 3

☐ Oui, mais ce n'est pas trop grave : 2

☐ Un peu, mais cela ne m'inquiète pas : 1

☐ Pas du tout : 0

4. Je ris facilement et vois le bon côté des choses.

☐ Autant que par le passé : 0

☐ Pas autant qu'avant : 1

☐ Vraiment moins qu'avant : 2

☐ Plus du tout : 3

5. Je me fais du souci.

☐ Très souvent : 3

☐ Assez souvent : 2

☐ Occasionnellement : 1

☐ Très occasionnellement : 0

6. Je suis de bonne humeur.

☐ Jamais : 3

☐ Rarement : 2

☐ Assez souvent : 1

☐ La plupart du temps : 0

7. Je peux rester tranquillement assis à ne rien faire et me sentir décontracté.

☐ Oui, quoi qu'il arrive : 0

☐ Oui, en général : 1

☐ Rarement : 2

☐ Jamais : 3

8. J'ai l'impression de fonctionner au ralenti.

☐ Presque toujours : 3

☐ Très souvent : 2

☐ Parfois : 1

☐ Jamais : 0

9. J'éprouve des sensations de peur et j'ai l'estomac noué.

☐ Jamais : 0

☐ Parfois : 1

☐ Assez souvent : 2

☐ Très souvent : 3

10. Je ne m'intéresse plus à mon apparence.

☐ Plus du tout : 3

☐ Je n'y accorde pas autant d'attention que je le devrais : 2

☐ Il se peut que je n'y fasse plus autant attention : 1

☐ J'y prête autant d'attention que par le passé : 0

11. J'ai la bougeotte et je n'arrive pas à tenir en place.

☐ Oui, c'est tout à fait le cas : 3

☐ Un peu : 2

☐ Pas tellement : 1

☐ Pas du tout : 0

12. Je me réjouis d'avance à l'idée de faire certaines choses.

☐ Autant qu'avant : 0

☐ Un peu moins qu'avant : 1

☐ Bien moins qu'avant : 2

☐ Presque jamais : 3

13. J'éprouve des sensations soudaines de panique.

☐ Vraiment très souvent : 3

☐ Assez souvent : 2

☐ Pas très souvent : 1

☐ Jamais : 0

14. Je peux prendre plaisir à lire un bon livre ou à écouter ou regarder une bonne émission de radio ou de télévision.

☐ Souvent : 0

☐ Parfois : 1

☐ Rarement : 2

☐ Très rarement : 3

Score et interprétation des résultats

- Additionnez les points des réponses 1, 3, 5, 7, 9, 11 et 13. Total A :.........................
- Additionnez les points des réponses 2, 4, 6, 8, 10, 12, 14. Total D : ....

La note maximale de chaque score est égale à 21.

Pour dépister des symptômes anxieux et dépressifs, l'interprétation suivante peut être proposée pour chacun des scores :

- si votre score est inférieur ou égal à 7 : vous n'avez pas de symptômes ;

- si votre score est compris entre 8 et 10 : la symptomatologie est douteuse ;
- si votre score est égal ou supérieur à 11 : vous souffrez probablement d'un trouble anxieux ou dépressif, plus ou moins grave. Parlez-en à votre médecin.

PENSEZ À UN SOUTIEN PSYCHOLOGIQUE

Individuel ou en groupe, un soutien psychologique peut vous accompagner dans votre sevrage tabagique afin de vous aider à identifier les situations qui vous paraissent dangereuses et les moyens de les éviter. Parlez-en si besoin avec votre médecin et choisissez l'approche qui vous convient – psychothérapie, hypnose, sophrologie, méditation, relaxation, thérapie cognitive et comportementale (TCC, voir p. 88)... Les groupes d'entraide en ligne sont aussi de précieux espaces d'accompagnement, où l'on peut se raconter en toute confiance.

Des tâches de détournement de la pensée peuvent être proposées par un thérapeute pour vous détacher de l'envie de fumer. Vous pouvez décrire les distractions qui vous plaisent et vous divertissent – jouer au foot, écouter de la musique, partir en randonnée, partager un voyage à plusieurs... Vous pouvez aussi réfléchir aux désagréments passés liés au tabac et les énumérer en vous rappelant ce que vous avez vécu.

> *« C'est facile d'arrêter de fumer, j'arrête vingt fois par jour. »*
>
> OSCAR WILDE

« Je ne fume plus ! »

Créé en 2013 par Françoise Gaudel, le groupe grand public « Je ne fume plus ! » permet l'information, l'entraide et la parole : il est un espace d'échanges dédié au vécu de l'arrêt du tabac fumé. Les apprentissages expérientiels y favorisent l'identification positive des membres, l'information contribue à renforcer la motivation et le sentiment d'auto-efficacité.

Les fondamentaux de cette association sont restés les mêmes : l'accès à l'information « juste à temps », c'est-à-dire au moment où celle-ci fait sens, est une donnée structurelle d'un apprentissage utile à l'expérience du sevrage. Le lien social, l'échange, l'entraide, étayés par des conseils experts, renforcent ce qui est souvent un chemin individuel et infiniment solitaire. Aujourd'hui, le groupe accueille près de 24 000 membres actifs (environ 50 000 personnes y sont passées), et est avant tout investi par des personnes vivant leurs premiers mois de sevrage. Toutes les méthodes d'arrêt y sont représentées. Cet ensemble est possible grâce à une animation régulière et engagée : une trentaine de bénévoles – formés dans leur propre centre de formation – participent au quotidien à l'animation du groupe, répartis en plusieurs équipes, selon leurs compétences et leurs champs d'intérêt, dont des « patients-experts addictions ».

Des professionnels de santé sont également présents d'une façon de plus en plus affirmée : récemment, plus d'une centaine de tabacologues, addictologues, médecins, infirmiers, travailleurs sociaux et écoutants de la ligne Tabac Info Service ont rejoint le groupe. Ils leur adressent leurs patients pour renforcer leur motivation entre chaque rendez-vous, tout comme l'association oriente les membres vers les consultations dédiées. Cette dynamique est renforcée par les sessions *live* – des vidéos en direct – organisées avec et grâce au Fonds Addict'AIDE, invitant des professionnels de santé spécialistes des questions du sevrage tabagique.

RÉAMÉNAGEZ VOTRE ENVIRONNEMENT

Il est très utile de prévoir chez vous des aménagements mobiliers : transformer la pièce où vous aviez le réflexe de fumer, pourquoi pas changer les meubles de place pour mettre du nouveau dans votre cadre de vie, supprimer bien sûr les cendriers, vider puis ranger les penderies et les placards qui sentent le tabac, laver les rideaux, les dessus-de-lit et tous les tissus imprégnés de (mauvaises) odeurs… De l'air ! Il est également très important de changer votre comportement, vos habitudes, votre gestuelle…

Cigarette, vapotage et nouveaux produits : la polémique reste ouverte

ÉTAT DES LIEUX

L'usage du tabac s'est largement répandu au XXe siècle, jusqu'à devenir l'un des grands problèmes de santé publique en France. Du fait des pathologies entraînées par sa consommation, son coût pour la société est considérable. Souvent, le tabac est associé à d'autres substances, en particulier chez les plus jeunes. Malgré les campagnes de prévention réalisées, les résultats ne sont toujours pas à la hauteur des attentes et la puissance des lobbys reste forte. Pourtant, l'initiative réussie du « Mois sans tabac », qui fête sa dixième édition en novembre 2025, prouve que les pouvoirs publics peuvent agir en faveur de la santé. Ce succès amorce la « génération sans tabac », l'objectif que s'est fixé l'Europe à l'horizon 2040. À noter : la Grande-Bretagne émet l'hypothèse d'interdire le tabac aux personnes nées après 2009.

Au cours des diverses réglementations qui, dans notre pays, ont encadré l'usage du tabac à partir des années 1970 avec la loi Veil, les disparités sociales sont restées fortes : en France et dans le monde, ce sont les plus pauvres qui restent les plus vulnérables, les plus addicts et les plus malades. Ils sont de plus en plus stigmatisés – alors qu'ils sont les premières victimes –, se méfient des alertes de santé publique et considèrent les hausses du prix des paquets de cigarettes comme une atteinte à leur liberté d'agir. La vigilance doit être de mise sur les femmes et les populations à niveau socio-économique bas. C'est aussi à elles qu'il faut s'adresser.

Le tabac en chiffres

- Le tabac est la toute première cause de mortalité évitable, de mortalité précoce et de mortalité par cancer et par maladies cardiovasculaires.
- Au XXe siècle, il a été responsable de plus de 100 millions de morts.
- Cette drogue légale cause aujourd'hui plus de 73 000 morts par an (chiffres OFDT 2025) et provoque le vieillissement prématuré des personnes addictes.
- Près de 11 millions de consommateurs quotidiens sont dénombrés, dont un grand nombre d'adolescents.
- Ainsi, 12 % des élèves de troisième disent avoir fumé du cannabis associé à des cigarettes au moins une fois dans le mois, révèle la Mission interministérielle de lutte contre les drogues et les conduites addictives (MILDECA).

Des mesures à prendre

Plusieurs actions concrètes peuvent être menées.

- Présenté par le ministère de la Santé fin 2023, le Programme national de lutte contre le tabac (PNLT) 2023-2027 comporte les objectifs suivants : protéger les jeunes (augmentation du prix du paquet de cigarettes, interdiction des puffs, instauration du paquet neutre), accompagner les fumeurs, préserver l'environnement, transformer les métiers du tabac et lutter contre les trafics, améliorer la connaissance sur les dangers du tabac. Ce programme n'est pas assez ambitieux, et ses effets sont décevants.
- Une augmentation importante du prix du paquet de cigarettes est efficace et à effet rapide sur les consommateurs.
- Depuis les années 2000, l'Union européenne recommande, notamment pour lutter contre le tabagisme passif, de réviser les « environnements sans tabac » et de protéger les endroits publics tant intérieurs qu'extérieurs – terrasses de cafés et de restaurants, arrêts de transports en commun, zones de loisirs… Cela pour y bannir cigarettes et vapotage. Depuis plusieurs années, de nombreuses terrasses sont sans tabac en France.

Un « Mois sans tabac » : une réussite

Lors de ce défi national collectif, lancé chaque mois de novembre, tous les fumeurs sont invités à s'arrêter pendant 30 jours (et au-delà !) et à s'inscrire sur le site de l'opération : vous bénéficiez d'une consultation avec un professionnel de l'arrêt du tabac, d'un kit riche en dispositifs et en conseils, et de l'accès à une communauté d'entraide sur les réseaux sociaux. Vous pouvez télécharger l'application de Tabac Info Service.

S'arrêter un mois multiplie par cinq les chances de s'arrêter définitivement.

« Vous n'étiez pas seul quand vous avez commencé, vous ne serez pas seul pour arrêter » : tel est le slogan de cette démarche sans tabac. En 2023, plus de 150 000 fumeurs se sont inscrits sur le site. Depuis 2016, 1,2 million de personnes y ont participé. Pourquoi pas vous ?

Sources : mois-sans-tabac.tabac-info-service.fr, appel au 39 89 et ameli.fr.

Vapotage, puffs et autres pouches

Il existe aujourd'hui chez les jeunes une baisse de la consommation du tabac au profit de la cigarette électronique. Si le vapotage est un outil de réduction des risques (RdR, voir p. 31) dans le cadre de l'arrêt du tabac, on a aussi pu lui reprocher d'être un dispositif d'entrée dans la consommation de nicotine mis en place par les fabricants. J'ai exprimé ma réserve à l'encontre de tout cela, et la discussion est vive avec certains de mes collègues, qui ont une opinion plus tranchée que la mienne en défaveur du vapotage. Une méta-analyse de janvier 2025 basée sur 126 études confirme mon intuition en allant dans le sens d'une plus grande tolérance. Ses conclusions semblent en effet contrevenir à l'idée que la vape incite à l'usage ultérieur de tabac : les personnes vaperaient au lieu de fumer, et réciproquement. L'argument de leurs diffuseurs est précisément de mettre cela en avant : mieux vaut commencer avec ces dispositifs plutôt qu'avec la cigarette, partant du principe que l'addiction à la nicotine semble avec eux moins forte.

Quant aux nouveaux dispositifs tels que les puffs et les pouches, ils ont été interdits début 2025. J'y étais opposé car, par leur aspect attrayant, ces purs produits marketing ciblaient directement les adolescents, dont beaucoup n'avaient encore jamais fumé. Face à la prise de conscience de l'opinion des risques sanitaires majeurs liés à la consommation de cigarettes, l'industrie du tabac a en effet développé ces alternatives, présentées comme des « produits de nouvelle génération » moins nocifs, plus discrets, plus modernes. Mais les centres antipoison recevaient de plus en plus d'appels d'adolescents souffrant de syndromes nicotiniques aigus en lien avec ces produits – nausées ou vomissements, convulsions et hypotension en cas de grandes quantités consommées. Espérons que cette interdiction ne créera pas de marché parallèle, avec la mise en circulation de produits non contrôlés.

L'alcool, une question de limites

Consommer de l'alcool fait partie du quotidien de nombreux Français – et peut-être est-ce votre cas. Du vin, de la bière, des apéritifs, du champagne ou toutes sortes de boissons fortes accompagnent souvent les repas, qu'ils soient ceux de tous les jours ou des moments de fêtes, familiales ou amicales. On trinque pour célébrer le plaisir d'être ensemble, on déguste à plusieurs une bonne bouteille, on partage une ivresse : cette pratique reste ancrée dans la vie sociale d'aujourd'hui, associée à la convivialité et au savoir-vivre, à la gastronomie et à un héritage culturel millénaire. Et la pression sociale est forte de consommer : ne pas boire à plusieurs est souvent mal perçu par l'entourage, car on passe vite pour un rabat-joie ! Toutes ces raisons empêchent de considérer l'alcool comme une drogue à part entière. Et pourtant.

Car une consommation régulière, même modérée, comporte des risques pour votre santé, à court ou à long terme. Sans compter qu'une consommation excessive engendre une situation d'alcoolodépendance. Une addiction qui tend à être marquée, chez les femmes plus que chez les hommes, par un grand sentiment de culpabilité : elles boivent sou-

> *« Il ne voulait plus sortir qu'avec des gens qui le poussaient à faire ce qu'il faisait déjà, c'est-à-dire à boire et à se laisser aller. Ça le réconfortait. Ça, ne pas changer. »*
>
> Édouard Louis, *L'Effondrement*

vent en cachette et masquent leurs symptômes. Quant aux adolescents, ils ont adopté de nouvelles façons de boire qui brouillent tous les repères. Tel est le cas du *binge drinking* (« biture express », ou hyperalcoolisation rapide). Ce mode de consommation excessif de boissons alcoolisées sur un très court laps de temps est une pratique qui, venue de Grande-Bretagne, s'est développée en France depuis une vingtaine d'années. Dans les soirées, il est devenu très courant : pour les jeunes, c'est la porte d'entrée à l'addiction à l'alcool, qui n'est ni une tare ni un manque de volonté mais une maladie insidieuse.

UNE SUBSTANCE TRÈS « ADDICTOGÈNE »

En consommant de plus en plus d'alcool, les effets recherchés sont connus : cela peut être une ivresse, qui donne l'impression d'une facilité à faire tout ce que l'on veut, une euphorie, une désinhibition importante, une augmentation du désir et davantage de sensualité, une relaxation. Mais l'alcool rend très facilement dépendant. Pour expliquer ce phénomène, plusieurs hypothèses ont été avancées. Selon la « théorie membranaire », au cours des années, la consommation d'alcool rigidifie les membranes de vos cellules, qui perdent alors leur souplesse et ne remplissent plus leur rôle de régulation. Selon la « théorie des déterminants biologiques », la prise d'alcool déclenche une cascade de production de neurotransmetteurs. Nous sommes tous différents : cette signature biologique est individuelle et personnelle. Selon la « théorie des opioïdes endogènes », les récepteurs opiacés sont, dans le système nerveux central, plus ou moins sensibles et stimulés par l'alcool ; ces récepteurs régulent notamment l'humeur et la sensation de bien-être et de plaisir. De nouveau, nous sommes tous différents : nous réagissons chacun avec nos gènes, nos expériences de vie, notre environnement.

Le fait de vouloir s'enivrer, d'oublier ses problèmes et ne pas parvenir à soigner ses blessures peut pousser quelqu'un à abuser de l'alcool et, très souvent, à y ajouter d'autres addictions – par exemple le tabac et les jeux de hasard et d'argent. C'est en psychiatrie ce que nous désignons par le terme « comorbidité » : la présence simultanée de plusieurs diagnostics.

Suzy – Transmettre et partager

> *Traverser la dépendance et la surmonter peut constituer une leçon de vie. J'ai rencontré Suzy il y a plus de vingt ans dans une émission de radio consacrée à l'alcoolisme : elle était alors porte-parole des Alcooliques anonymes. Je n'ai jamais oublié son témoignage, que j'évoque souvent pour expliquer que l'alcool évite parfois d'en finir avec soi. Après quarante*

ans d'abstinence, qui lui a permis de mener une vie épanouie, elle continue aujourd'hui de vouloir transmettre et partager son expérience de cette maladie si difficile qu'est l'addiction : « Je n'ai pas peur de dire qu'elle a été pour moi une chance », écrit-elle. C'est cette introspection et son long cheminement qu'elle raconte dans son livre, Un petit grain *(de Suzanne Jakubowicz, Paris, Le Lys bleu, 2024).*

UN RISQUE DÈS LE PREMIER VERRE

Plus votre consommation d'alcool est importante, plus votre risque augmente. Mais ce risque existe dès que vous consommez !

Boire plus de deux verres standards par jour est associé à un risque accru de complications pour vous et pour les autres.

Avec sept verres ou plus par semaine, votre consommation d'alcool peut engendrer ou aggraver des maladies chroniques ou des troubles psychiques et cognitifs. Parmi les nombreuses pathologies figurent le cancer du foie, la maladie hépatique, l'hypertension artérielle, la cardiopathie, l'accident vasculaire cérébral (AVC)... Pour les femmes spécifiquement, une étude montre un risque très accru de cancer du sein à partir d'une consommation journalière d'un verre. À noter : quelque deux cents maladies et traumas sont associés à l'alcool, selon l'Organisation mondiale de la santé (OMS).

« J'ai vécu seule avec l'alcool des étés entiers à Neauphle. Les gens venaient aux week-ends. Pendant la semaine j'étais seule dans la grande maison, c'est là que l'alcool a pris tout son sens. L'alcool fait résonner la solitude et il finit par faire qu'on la préfère à tout. Boire ce n'est pas obligatoirement vouloir mourir, non. Mais on ne peut pas boire sans penser qu'on se tue. Vivre avec l'alcool, c'est vivre avec la mort à la portée de la main. Ce qui empêche de se tuer quand on est fou de l'ivresse alcoolique, c'est l'idée qu'une fois mort on ne boira plus. »

MARGUERITE DURAS, *La Vie matérielle*

Limitez votre consommation

Voici les recommandations émises à propos de l'alcool par l'Organisation mondiale de la santé (OMS) et l'Institut national de la santé et de la recherche médicale (Inserm).

- Ne consommez pas plus de 2 verres standards par jour, pas plus de 10 verres standards par semaine.
- Dans la semaine, gardez au moins 2 jours sans consommation.
- Pour les jeunes et les adolescents, il est essentiel qu'ils attendent le plus longtemps possible avant de commencer à boire. Les quantités sont à limiter à 1 à 2 verres par occasion et jamais plus de 1 à 2 fois par semaine. Jusqu'à l'âge de 24 ans, les jeunes ne devraient jamais dépasser ces limites. Un grand nombre d'entre eux n'appliquent pas ces repères, qui restent hélas méconnus.

ÉVALUEZ VOTRE CONSOMMATION

Si vous vous sentez prêt à diminuer ou à arrêter votre consommation d'alcool, il est important de savoir où vous en êtes précisément. Vous pourrez ainsi décider, en toute connaissance de cause, d'entamer un chemin vers le sevrage et d'aller, si cela vous convient, consulter votre généraliste ou bien un addictologue.

Vous pouvez facilement mesurer votre consommation journalière en comptant les verres standards. Un verre standard contient 10 g d'alcool, quel que soit le type de boisson. Vous pouvez également compter le nombre de verres standards qui sont contenus dans des bouteilles ou des canettes de boissons alcoolisées. Ainsi, une grande canette de bière correspond à 3 verres standards (et non pas à 1 verre !) et une bouteille de vin correspond à 7 verres standards.

Équivalences entre les verres standards

1 verre de bière (5°) : 25 cl
1 verre de champagne (12°) : 10 cl
1 verre de vin (12°) : 10 cl
1 verre de pastis (45°) : 2,5 cl
1 verre de whisky (45°) : 2,5 cl
1 verre de vodka (45°) : 2,5 cl

Loïc – L'anxiété et l'alcool

Loïc, âgé de 56 ans, était soigné par une psychiatre pour un trouble anxieux ancien. Son aspect était celui d'un homme qui avait beaucoup bu dans sa vie. Quand j'ai discuté avec lui, il m'a expliqué qu'il buvait pour gérer ses angoisses. Mais lui et sa psychiatre avaient comme oublié sa dépendance à l'alcool. J'ai proposé d'entrer dans son parcours de soins et de nous coordonner pour traiter à la fois son trouble anxieux et son trouble lié à l'alcool : sans m'en rendre compte, je venais d'initier dans ma pratique les ***traitements intégrés****, qui constituent aujourd'hui la stratégie la plus efficace pour accompagner les malades souffrant de comorbidités addictives et psychiatriques.*

> *J'ai suivi Loïc plus de dix ans. Il est resté abstinent. Surtout, il a commencé à maîtriser ses angoisses. Je l'ai poussé à me raconter ses premières crises. C'était pour lui difficile de s'en souvenir, car il les avait toujours traitées par l'alcool, avec souvent des amnésies sur les circonstances dans lesquelles se déclenchait la crise. Lors d'une séance, il est parvenu à raconter un épisode de son adolescence, où un copain lui avait mis la tête sous l'eau : « J'ai cru mourir, je me suis débattu, mais lui n'avait pas l'impression que j'étais en train de défaillir. » Un épisode suivi de crises d'angoisse avec la recherche de souffle, parfois la sensation de devenir fou, d'étouffer, ce que Loïc gérait systématiquement par l'alcool. Son abstinence a fait disparaître ses attaques de panique pour lesquelles il prenait des antidépresseurs. D'un commun accord, nous avons décidé d'arrêter ce traitement. Loïc n'a plus jamais eu de crises d'angoisse et est resté abstinent.*

Le questionnaire AUDIT a été créé par l'Organisation mondiale de la santé (OMS) pour les adultes âgés de plus de 18 ans. Il va vous être utile pour évaluer vos risques. Ce test en 10 items porte sur les 12 derniers mois de votre consommation.

Êtes-vous un homme ou une femme ? ....

1. À quelle fréquence vous arrive-t-il de consommer des boissons contenant de l'alcool ?

☐ Jamais : 0

☐ 1 fois par mois ou moins : 1

☐ 2 à 4 fois par mois : 2

☐ 2 à 3 fois par semaine : 3

☐ 4 fois ou plus par semaine : 4

2. Combien de verres standards buvez-vous au cours d'une journée ordinaire où vous buvez de l'alcool ?

☐ 1 ou 2 : 0

☐ 3 ou 4 : 1

☐ 5 ou 6 : 2

☐ 7 à 9 : 3

☐ 10 ou plus : 4

3. Au cours d'une même occasion, à quelle fréquence vous arrive-t-il de boire 6 verres standards ou plus ?

☐ Jamais : 0

☐ Moins de 1 fois par mois : 2

☐ 1 fois par mois : 3

☐ 1 fois par semaine : 4

☐ Chaque jour ou presque : 5

4. À quelle fréquence avez-vous observé que vous n'étiez plus capable de vous arrêter de boire après avoir commencé ?

☐ Jamais : 0

☐ Moins de 1 fois par mois : 1

☐ 1 fois par mois : 2

☐ 1 fois par semaine : 3

☐ Chaque jour ou presque : 4

5. À quelle fréquence le fait d'avoir bu de l'alcool vous a-t-il empêché de faire ce qu'on attendait normalement de vous ?

☐ Jamais : 0

☐ Moins de 1 fois par mois : 1

☐ 1 fois par mois : 2

☐ 1 fois par semaine : 3

☐ Chaque jour ou presque : 4

6. À quelle fréquence, après une période de forte consommation, avez-vous dû boire de l'alcool dès le matin pour vous remettre en forme ?

☐ Jamais : 0

☐ Moins de 1 fois par mois : 1

☐ 1 fois par mois : 2

☐ 1 fois par semaine : 3

☐ Chaque jour ou presque : 4

7. À quelle fréquence avez-vous eu un sentiment de culpabilité ou de regret après avoir bu ?

☐ Jamais : 0

☐ Moins de 1 fois par mois : 1

☐ 1 fois par mois : 2

☐ 1 fois par semaine : 3

☐ Chaque jour ou presque : 4

8. À quelle fréquence avez-vous été incapable de vous souvenir de ce qui s'était passé la nuit précédente parce que vous aviez bu ?

☐ Jamais : 0

☐ Moins de 1 fois par mois : 1

☐ 1 fois par mois : 2

☐ 1 fois par semaine : 3

☐ Chaque jour ou presque : 4

9. Vous êtes-vous blessé ou avez-vous blessé quelqu'un parce que vous aviez bu ?

☐ Non : 0

☐ Oui, mais pas dans les 12 derniers mois : 1

☐ Oui, au cours des 12 derniers mois : 2

10. Est-ce qu'un ami, un médecin ou un autre professionnel de santé s'est déjà préoccupé de votre consommation d'alcool et vous a conseillé de la diminuer ?

☐ Non : 0

☐ Oui, mais pas dans les 12 derniers mois : 1

☐ Oui, au cours des 12 derniers mois : 2

Score et interprétation des résultats

Calculez votre niveau de risque en additionnant les scores de chaque ligne cochée.

- Si votre score est compris entre 0 et 5 (pour une femme) ou 0 et 6 (pour un homme), votre consommation d'alcool ne devrait pas provoquer de risque pour votre santé. N'hésitez pas à demander conseil à un professionnel de santé si votre situation change, par exemple la prise d'un traitement, une maladie chronique, une grossesse…
- Si votre score est compris entre 6 et 12 (pour une femme) ou 7 et 12 (pour un homme), votre consommation d'alcool comporte vraisemblablement des risques pour votre santé, même si actuellement vous ne souffrez de rien. N'hésitez pas à demander conseil au professionnel de santé de votre choix.
- Si votre score est supérieur à 12, il est possible que vous soyez dépendant à l'alcool. Cette dépendance peut être psychologique, si vous ressentez un besoin de consommer malgré les inconvénients de cette consommation, et/ou physique si la diminution ou l'arrêt de votre consommation entraîne des signes de manque. N'hésitez pas à faire appel à un professionnel de santé.

Soraya – Quand les addictions s'accumulent

> *Venue à l'hôpital pour une consultation concernant l'alcool et le cannabis, Soraya a 24 ans. Elle a été violée jeune fille. Ses difficultés s'expriment aussi par une anorexie. L'alcool*

a pris une place de plus en plus grande dans son existence. Cela s'est passé peu à peu. Soraya a subi des agressions sexuelles au collège. Cela a entraîné une prise d'antidépresseurs dès l'âge de 16 ans. Soraya a commencé à fumer du cannabis à 14 ans avec son petit ami. Elle dit qu'elle aime l'alcool ; elle témoigne également de conduites à risque avec des consommations différentes, par exemple d'ecstasy, ainsi que de jeux de hasard. Soraya est très angoissée par le soin, très angoissée en général. Elle se plaint aussi d'expériences homosexuelles malheureuses. Elle se dit en manque affectif, elle a conscience de ses problèmes. Aujourd'hui, Soraya veut se soigner de ses addictions.

ÉTAPE 1 : le diagnostic

Si vous avez décidé d'aller consulter, le praticien va discuter avec vous de votre rapport à l'alcool. Son approche se fait en plusieurs étapes :

- évaluer votre consommation et votre dépendance ;
- pratiquer des bilans somatique, psychologique et social (examen clinique, analyses biologiques et analyses complémentaires si besoin) : quel est votre état de santé général ? Quelle est votre humeur ? Est-elle très dégradée suite à une longue consommation ? Votre entourage supporte-t-il encore votre consommation d'alcool ? Comment cela se passe-t-il avec votre conjoint ? vos enfants ? vos proches ? Cela impacte-t-il votre activité professionnelle ?

PENSEZ AU CHANGEMENT DÉSIRÉ

Afin d'entamer au mieux le changement de votre comportement et de votre rapport à l'alcool, il vous faut maintenant prendre peu à peu conscience de ce qui vous plaît et vous déplaît dans votre consommation. Lorsque celle-ci est devenue trop importante, peut-être avez-vous rencontré des problèmes de santé et des difficultés dans vos relations sociales, qui vous ont compliqué la vie ? Vous pouvez estimer votre capacité d'analyse et votre détermination au moyen d'une échelle visuelle analogique (EVA), utilisée en médecine pour mesurer la douleur (voir p. 70). Elle va d'une intensité légère et modérée (de 1 à 5) à une intensité forte et très forte (de 5 à 10). Vous pouvez aussi répondre aux questions ci-dessous pour faire le point.

- Pour vous, dans quelle mesure est-ce important de réduire votre consommation ? Où vous situez-vous de 1 à 10 ?
  - 0 : ce n'est pas important du tout.
  - 10 : c'est extrêmement important.

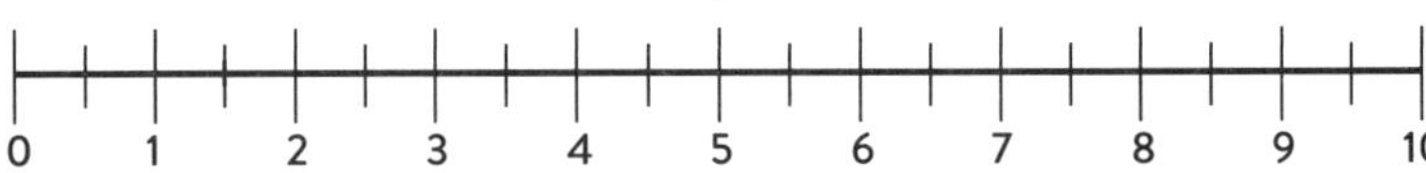

- Dans quelle mesure êtes-vous prêt à commencer à réduire votre consommation ?
  - 0 : vous n'êtes pas près du tout.
  - 10 : vous êtes tout à fait prêt.

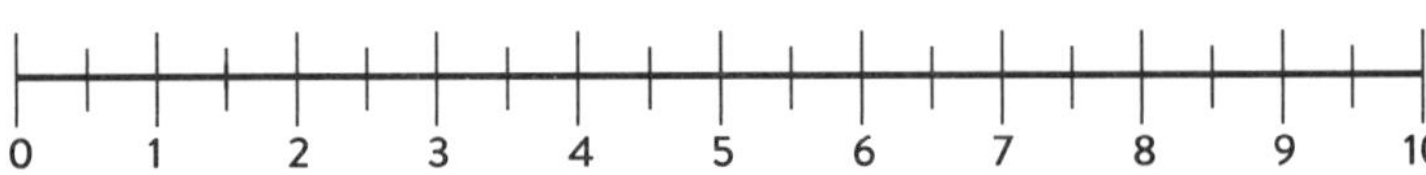

- Où situez-vous votre niveau de confiance pour réduire votre consommation ?
  - 0 : vous n'êtes pas du tout confiant.
  - 10 : vous êtes très confiant.

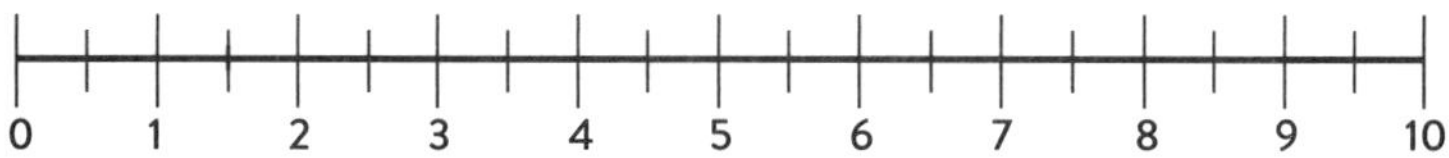

- Parmi les conseils ci-dessous, lesquels choisissez-vous ?
  - Choix 1 : arrêter entièrement de boire.
  - Choix 2 : arrêter de boire pendant un mois (ou une autre durée).
  - Choix 3 : boire moins.
  - Choix 4 : continuer de boire comme actuellement.
- Pour vous, quelle est la meilleure option ? Si vous prenez le choix 3, quelle quantité avez-vous l'intention de boire ? Combien de verres standards (de vin, de bière ou de spiritueux) boirez-vous au cours des deux prochaines semaines ? Notez-les tous les jours sur une fiche de suivi.
- Quelle expérience tirez-vous de la diminution de votre consommation ? Qu'est-ce

---

L'alcoolisme est certainement tout aussi obsessionnel – aussi absolutiste – que l'amour ; et peut être l'effet de l'alcool est-il aussi puissant chez le buveur que l'effet du sexe chez l'amant.

Julian Barnes,
La Seule Histoire

---

qui fonctionne et qu'est-ce qui ne marche pas du tout ? Avez-vous ressenti des envies de boire ?

- Avez-vous remarqué des situations qui rendent difficile la réduction de votre consommation ? Par exemple les fêtes, les célébrations, les soirées entre amis, les repas pris à plusieurs, la famille, les disputes, le stress (au travail, en famille...), les fins de semaine, l'usage de tabac, l'ennui, la solitude, la colère, les moments heureux, le soulagement, la frustration, la dépression...

CONSOLIDEZ VOTRE MOTIVATION

En usant de diverses stratégies, vous allez tenter de vous préparer à décliner une invitation à boire. Pour quelles raisons ? Par exemple : « Non merci, je conduis », « Non merci, je suis au régime », « Non merci, je vais travailler et j'ai besoin d'avoir l'esprit clair », « Non merci, j'ai un examen médical demain », « Non merci, j'ai une épreuve sportive demain pour laquelle je veux être en forme. »

À votre avis, que vous manque-t-il pour vous soutenir dans votre changement ? Comment combler ce manque ? Comment remédier à cela ?

- Notez les choses négatives que vous souhaitez écarter de votre vie, par exemple l'alcool, la colère, l'anxiété, le stress, la dépression...
- Notez les choses positives que vous souhaitez intégrer dans votre vie, par exemple le calme, le repos, la spiritualité, la gaieté, l'expression de vous-même...

- Dressez la liste de ce qui vous semble important pour vous motiver, par exemple faire de nouvelles connaissances, élaborer des projets, cuisiner, marcher, pratiquer un sport ou commencer la danse, vous occuper de vos enfants, être en famille, penser à vos études ou à votre vie professionnelle, découvrir une activité artistique, partir en vacances…

Julien – Les ravages du *binge drinking*

Âgé de 22 ans, Julien souffre d'une dépendance à l'alcool et présente des troubles, peut-être de l'autisme ou de la schizophrénie. « Je suis comme vide, je ne ressens rien », me dit-il lors de notre première rencontre. Il a arrêté ses études. Sa mère travaille et s'entend bien avec toute la famille : c'est un point d'ancrage solide.

Julien consomme de l'alcool depuis l'âge de 15 ans. Il a commencé avec du binge drinking *– en général, 18 verres de bière et 8 shots, ou petites doses d'alcool. Voici un an, il fait une rupture avec le réel et la vie en société : il boit seul de la bière à raison de 18 verres par jour ; peu à peu, il s'est coupé de son entourage. Malgré une famille très soutenante, il n'est pas parvenu à cesser sa consommation excessive, qui s'est transformée en addiction.*

En consultation, Julien déclare que son envie est de contrôler sa consommation mais pas d'arrêter. Il dit fumer occasionnellement du cannabis. Il décide de respecter deux mois d'abstinence pour prouver qu'il n'est pas dépendant à l'alcool. Quand il m'explique cela, son discours est rapide mais cohérent. Il reconnaît être devenu très isolé, ne pas cher-

cher d'amis. Lors de ses deux mois d'hospitalisation pour son abstinence, il a eu du mal à s'endormir mais s'est bien adapté et n'a pas consommé d'alcool.

La mise en place d'un suivi thérapeutique passe par la régularité des soins. Julien ne s'est pas présenté à l'entretien familial, ce qui est important à élaborer. Il m'a donc fallu du temps pour effectuer un bon suivi, et Julien s'est accroché. Il voulait limiter sa consommation, mais nous nous sommes rendu compte ensemble que cette option n'était pas pour lui. Aujourd'hui, Julien est stable et abstinent et cherche à se réintégrer par le travail.

ABORDEZ LE SEVRAGE

Si vous êtes décidé à arrêter, il est très important pour vous de connaître à l'avance les symptômes du sevrage que vous allez ressentir : cela vous permettra de vous y préparer. Sachez que ce syndrome se résout en huit jours, pendant lesquels il va vous falloir tenir le coup…

De 6 à 48 heures après la diminution ou l'arrêt de votre consommation, les premiers symptômes les plus courants sont :

- une hyperactivité neurovégétative : des sueurs profuses, une tachycardie,
- des tremblements des mains,
- une logorrhée, avec dysarthrie : un flux de paroles, avec des problèmes d'élocution,

- une agitation psychomotrice à prédominance nocturne : un état de tension physique et psychique,
- une anxiété, de l'insomnie,
- des phénomènes d'illusions ou d'hallucinations visuelles, tactiles ou auditives,
- des nausées ou des vomissements,
- des signes de déshydratation : de la soif, un dessèchement de la peau, de la fièvre,
- des crises convulsives, de type épileptique : 90 % d'entre elles se déroulent dans les 48 heures,
- le delirium tremens peut survenir dans les 4 jours.

Si vous allez consulter votre généraliste ou un spécialiste, il vous aidera à aborder ce sevrage.

Étape 2 : La prise en charge du sevrage

- Avec votre généraliste ou avec un addictologue, vous allez faire le point sur votre détermination. Vous allez réfléchir ensemble au changement visé : souhaitez-vous diminuer ou arrêter l'alcool ?
- Toutes les étapes seront accompagnées d'entretiens, durant lesquels vous allez pouvoir vous raconter et vous sentir vraiment écouté.
- Le plus souvent, un traitement médicamenteux vous est prescrit pour accompagner votre sevrage. Certains médicaments, appelés « addictolytiques », possèdent une indication pour diminuer l'appétence à l'alcool, dans le cas

d'une réduction de la consommation ou pour aider à maintenir l'abstinence dans le cadre d'une cure de désintoxication.

- Le baclofène est à l'origine un myorelaxant (pour réduire les contractions musculaires), qui agit au niveau de la moelle épinière, utilisé dans le cadre de la sclérose en plaques et de la maladie de Parkinson. Son indication pour supprimer le *craving* (l'envie irrépressible de consommer une substance), afin de réduire ou d'arrêter sa consommation d'alcool, a été découverte par un chercheur et cardiologue, qui l'a testé sur lui-même. Sa prescription en accompagnement d'un sevrage est désormais possible sous contrôle médical renforcé. Mais si des effets ne sont pas atteints à la dose de 80 mg/jour, nous recommandons fortement de proposer une prise en charge pluridisciplinaire spécialisée en addictologie.
- Des accompagnements au sevrage peuvent aussi se faire avec des benzodiazépines et les vitamines B1 et B6.
- Le plus souvent, un soutien psychologique, avec accompagnement et suivi, est mis en place. Parmi les thérapies validées figurent les thérapies cognitives et comportementales (TCC, voir p. 88), qui aident beaucoup.

L'alcool, ou le débat empêché

ÉTAT DES LIEUX

L'alcool est de loin la drogue légale qui suscite le plus de conflits et de passions. Dans notre pays, discuter sereinement de cette substance est tout bonnement impossible. Comment pourrait-il en être autrement au pays de la vigne et du vin ? Est-il besoin de rappeler que le pain trempé dans du vin a constitué pendant longtemps le repas élémentaire de l'ouvrier agricole ? La culture du vin est imprimée en nous, et parler de limiter sa consommation provoque des réactions épidermiques.

Dans ce contexte, la parole des addictologues peine à être entendue face aux vociférations d'un lobby très puissant, qui s'est insinué dans tous les relais de pouvoir, du plus haut de l'État jusqu'aux élus locaux. Un lobby si puissant qu'il a ainsi obtenu que les pouvoirs publics n'adhèrent pas à l'initiative du « Défi de janvier » – le « Dry January » initié par la Grande-Bretagne il y a quelques années et déjà repris dans de nombreux pays. Agir est pourtant un enjeu de santé publique majeur.

Le « Défi de janvier »

Malgré l'absence de soutien des pouvoirs publics en France, le « Défi de janvier » (ou « Janvier sobre », ou « Mois sans alcool ») prend de l'ampleur, porté par plus de soixante organisations de la société civile. Son succès grandit : selon une étude de l'Ifop, 1 Français sur 4, soit près de 17 millions de personnes, prévoit de relever ce défi. Il vise à prendre conscience de sa consommation afin de la maîtriser durant l'année. Les jeunes de 18-34 ans sont sensibles à cette campagne menée en priorité sur les réseaux sociaux.

D'une manière très habile, ce lobby met en avant les petits producteurs de vin français, lesquels défendent à juste titre leur belle production. Mais derrière le magnifique patrimoine des régions viticoles se cachent les grands alcooliers, des multinationales florissantes qui vendent des bières bas de gamme et des alcools forts ou de luxe. Autrement dit, les industriels se servent de ces petits producteurs comme bouclier, les plaçant en première ligne pour défendre la consommation d'alcool afin de conserver leurs marchés et accroître leurs profits ; ils utilisent toutes les armes à leur disposition en termes d'influence et de publicité. Et les politiques qui osent se dresser contre eux se comptent sur les doigts de la main.

L'alcool en chiffres

- Après le tabac, l'alcool est la deuxième cause de mortalité évitable.
- L'alcool fait 42 000 morts par an. Il provoque 8 000 handicaps à la naissance chaque année. Les cas d'ivresse aiguë encombrent les urgences hospitalières, déjà saturées.
- Il est impliqué dans 1 féminicide sur 2 et dans 30 à 40 % des condamnations pour violences.
- Près de 2 millions de personnes alcoolo-dépendantes sont actuellement dénombrées par l'Observatoire français des drogues et des tendances addictives (OFDT 2025).
- En France, 3,3 millions de personnes boivent de l'alcool tous les jours.
- 84 % des Français sont lucides sur les méfaits de l'alcool, qu'ils considèrent comme une drogue, révèle l'enquête d'AddictAIDE en 2024.

DES MESURES À PRENDRE

Cette drogue licite n'a fait l'objet d'aucune politique de prévention digne de ce nom. Toute action en ce sens a été tuée dans l'œuf par la puissance du lobby de l'alcool. De véritables moyens n'ont pas été mis en œuvre pour informer des dangers d'une consommation quand elle dépasse les repères déterminés par les experts.

Je suis très attentif aux ravages provoqués par l'alcool, en particulier sur les jeunes, et j'ai beaucoup écrit sur ce sujet et sur les difficultés pour lutter contre ce fléau.

Un renforcement rapide de la loi Évin de 1991, relative à la lutte contre l'alcoolisme et le tabagisme, serait à prévoir, alors que la tendance actuelle est inverse. En effet, cette loi perd peu à peu de sa substance, comme le démontre l'« amendement buvette » qui, en 1999, a permis d'autoriser la publicité pour la bière dans les stades.

Je propose de faire évoluer les taxes sur la base du degré d'alcool des boissons : cela permettra d'harmoniser la pression fiscale, qui n'obéit à aucune logique. Ce serait moins compliqué, moins arbitraire. Une augmentation des prélèvements obligatoires sur les alcools serait bénéfique sur le plan économique et sur celui de la santé publique : l'alcool est devenu plus abordable depuis vingt ans, indique l'Organisation de coopération et de développement économiques (OCDE) ; une hausse des prix est également recommandée par l'Organisation mondiale de la santé (OMS). Plusieurs rapports vont dans ce sens, tel celui de l'Institut Montaigne qui, pour combattre l'obésité, le préconise sur tous les produits sucrés, et l'alcool en fait partie.

Une politique de prix minimum augmenterait sensiblement les revenus des producteurs indépendants de vin « tranquille » (+ 39 %), alors que les producteurs industriels et les distributeurs perdraient une partie de leurs revenus, qui sont conséquents (- 39 %), précise la Mission interministérielle de lutte contre les drogues et les conduites addictives (MILDECA).

Une taxation sur le principe du pollueur-payeur pourrait être instaurée, avec une taxe adossée au chiffre d'affaires des annonceurs de publicité en faveur de l'alcool ou des jeux de hasard et d'argent. Promouvoir l'alcool, même dans les limites permises par la loi Évin, obligerait ces derniers à payer le coût des dépenses de santé afférentes, qui ne sont couvertes qu'à moitié par les taxes prélevées sur l'alcool.

Le cannabis, la plante aux trois usages

Quand on évoque le cannabis, on a tendance à penser immédiatement à un produit végétal séché, verdâtre, ou bien à une pâte brunâtre, que l'on appelle communément marijuana. Originaire des régions himalayennes, reconnaissable à ses feuilles à folioles multiples et dentelées, le chanvre est l'une des plus anciennes plantes utilisées par l'homme pour ses propriétés médicinales. Sous l'Antiquité, ses nombreux bienfaits thérapeutiques étaient connus : on savait qu'il possédait des effets antalgique, anticonvulsivant, calmant ou stimulant sur le corps humain. Aujourd'hui, certains consommateurs continuent même de faire pousser du cannabis dans leur jardin ou dans des pots, sur leur balcon – même si c'est bien sûr interdit ! S'il existe plusieurs sous-espèces de cannabis, celles qui sont recherchées pour leurs propriétés psychotropes appartiennent à la famille *Cannabis sativa* L. (*Cannabis sativa* et *Cannabis indica*). Elles sont avant tout cultivées en Afrique, en Asie et en Amérique du Sud.

Aujourd'hui encore, le cannabis reste le produit illicite le plus utilisé, avant tout par les jeunes, et sa consommation s'est stabilisée. Il entre dans la fabrication d'une large gamme de produits, aux caractéristiques variées, d'apparence, de consistance, de goût et d'odeur divers, de modes de consommation différents – du joint que l'on fume de temps en temps entre amis à la consommation solitaire et régulière, qui peut devenir problématique pour la santé.

Si le cannabis renferme près de 500 composés, les deux grandes molécules qui le constituent sont le tétrahydrocannabinol (THC), son principal composé psychoactif, qui produit notamment un état euphorique – la puissance du cannabis dépend de sa concentration – et le cannabidiol (CBD), qui n'engendre pas d'état euphorique mais entraîne des effets relaxants, voire une somnolence.

BIEN-ÊTRE, RÉCRÉATIF, THÉRAPEUTIQUE

Dire que le cannabis n'est pas une drogue légale est juste, même si les choses sont un peu plus compliquées, à la fois par l'histoire de ce produit, par sa dénomination et par ses composantes, qui sont diverses. Il existe ainsi trois types d'usage du cannabis.

1. Le cannabis « bien-être » est avant tout constitué de cannabidiol (CBD) et ne contient pas plus de 0,3 % de tétrahydrocannabinol (THC) (référence : produits industriels). Il est légal, en vente libre à faibles doses dans des boutiques ou sur Internet. Apaisant, il calme le stress et l'anxiété, les troubles du sommeil et les douleurs modérées.

2. Le cannabis récréatif contient plus de 0,3 % de THC. Considéré comme un stupéfiant, il est interdit. Il se

« Voici la drogue
sous vos yeux :
un peu de confiture verte,
gros comme une noix,
singulièrement odorante,
à ce point qu'elle soulève
une certaine répulsion
et des velléités
de nausées. [...]
– Voilà donc le bonheur !
il remplit la capacité
d'une petite cuiller ! »

CHARLES BAUDELAIRE,
Les Paradis artificiels

présente sous plusieurs formes : l'herbe (ou marijuana, ou beuh...), qui peut être fumée, infusée ou ingérée ; la résine (ou haschich, shit...), qui est chauffée puis émiettée dans du papier à cigarettes pour fabriquer un joint ; l'huile, une pâte liquide verte ou noire mélangeant huile et solvant. Depuis quelques années, la teneur moyenne en THC augmente et l'offre se diversifie avec des variétés de cannabis très concentrées. Quant aux cannabinoïdes de synthèse, ils sont très puissants et sont interdits (voir p. 233).

3. Le cannabis thérapeutique est composé de diverses combinaisons de CBD et THC. Dans un cadre médical très sécurisé, son expérimentation a été lancée en France en mars 2021, et pour deux ans. Il est indiqué dans cinq situations cliniques : les douleurs réfractaires aux thérapies, l'épilepsie sévère et pharmaco-résistante, les soins de supports en oncologie, la spasticité douloureuse liée à la sclérose en plaques et les situations palliatives. Les résultats ont été pertinents. Il est prescrit sous la forme d'un liquide à vaporiser, d'huiles ou de gélules extraits de fleurs séchées

– il n'est jamais fumé. Achevée fin 2024, cette expérimentation menée sur 3000 patients est suivie par une période de transition jusqu'en juin 2025.

Sylvie – Pour tenir, pour faire face, pour dormir

D'emblée, Sylvie sait se présenter et connaît bien son histoire. Elle dit être dépendante au cannabis, un compagnon plus fidèle que les hommes qui ont traversé sa vie, mais qui, après l'avoir aidée, est devenu responsable de sa situation actuelle : désœuvrée, sans envie, démotivée, elle a conscience que cela provient de sa consommation plusieurs fois par jour. Elle a tenté à plusieurs reprises de s'arrêter, en vain.

Sylvie a 42 ans, est deux fois divorcée et mère de deux enfants, une fille adulte autonome et un garçon de 13 ans qui vit avec elle. L'entretien est long. Sylvie est précise et use de mots choisis et ciselés pour dire le parcours d'une femme qui a vécu, a subi des pertes d'emploi, des déceptions amoureuses, de l'isolement, la nécessité de faire face et d'assumer ses tâches. Dépendante depuis longtemps, elle utilise le cannabis comme anxiolytique et hypnotique pour dormir. Comme tout consommateur, elle prend des risques pour se procurer son produit auprès de jeunes de son quartier, des risques qu'elle minimise.

Je lui propose de faire un bilan sur deux semaines en notant sa consommation du matin au soir, les effets recherchés, ses impressions avant et après la prise de cannabis, puis de nous revoir. Quand nous nous retrouvons, elle a tout noté scrupuleusement et tout appliqué. Nous faisons ensemble une lecture commentée de sa ***balance décisionnelle*** *et de la surveillance de sa consommation. Elle me confie qu'elle a moins fumé durant ces deux semaines en comparaison de son passé. Cette baisse de consommation révèle un grand sentiment de vide, un syndrome subdépressif qui justifie la prescription d'un antidépresseur. Cela améliore son humeur et contribue à renforcer sa motivation à arrêter.*

Peu à peu, Sylvie a réduit sa consommation pour ne garder que le joint du soir. Les relations avec ses enfants sont moins tendues. Je la suis depuis maintenant trois ans. Elle ne fume plus de cannabis depuis un an. C'est une femme transformée, la dépression est derrière elle, même si son traitement est maintenu. Ses discours négatifs sur le monde et sur elle-même ont laissé place à des projets, en particulier auprès d'associations caritatives.

Les propriétés du THC et du CBD

THC
Effet psychoactif
Réduction de la douleur
Réduction de l'inflammation
Relaxation musculaire
Augmentation de l'appétit
Réduction des nausées et des vomissements

CBD
Pas d'effet psychoactif
Réduction de la douleur
Réduction de l'inflammation
Réduction des tremblements
Réduction de l'anxiété
Action sur la dépression
Anticonvulsif
Favorise le sommeil
Action neuroprotectrice

Les principaux produits à base de cannabis avec leur teneur en THC et en CDB

Catégorie de produit	Type ou format	Mode de consommation	Teneur en THC et en CDB
Cannabis séché (herbe, fleur, inflorescence)	• Inflorescences • Joints préroulés	Fumé, vapoté ou vaporisé	THC : 0-30 % CBD : 0-20 %
Extraits (dont les concentrés)	• Haschisch • Cire • Cartouches de vapotage • Vaporisateurs à huile et teintures • Capsules	Fumé, vapoté, vaporisé ou ingéré	THC : 0-95 % CBD : 0-84 %
Produits comestibles (dont les boissons)	• Chocolat • Brownies • Bonbons gélifiés et mous • Eau pétillante, boisson gazeuse • Jus, thé	Ingéré	THC : 0 à 10 mg/unité CBD : 0 à 25 mg/unité

Source : adaptation de « Dissiper la fumée entourant le cannabis : produits de cannabis comestible, extraits de cannabis et cannabis pour usage topique », Centre canadien sur les dépendances et l'usage de substances (2020).

EFFETS PSYCHOACTIFS, EFFETS NÉFASTES

Les effets psychoactifs du cannabis sont nombreux et connus : ses consommateurs le recherchent avant tout pour les sentiments d'euphorie et de détente qu'il procure. Des sentiments parfois accompagnés de fous rires mais aussi de malaises. Si le cannabis peut en outre vous donner l'impression d'accroître vos capacités intellectuelles, ce n'est qu'une impression, qui reste très subjective : car en réalité son influence est négative… Il perturbe également votre concentration et votre mémoire, et altère vos perceptions de l'espace et du temps.

Les effets néfastes d'un abus de cannabis sont également nombreux : le cannabis provoque en particulier des crises de paranoïa, des troubles de la conscience, une baisse de la motivation – qui se traduit par un décrochage scolaire chez les plus jeunes et un désinvestissement professionnel chez les plus âgés. Il est parfois responsable de scarifications. Il peut aussi isoler de ses anciennes amitiés et provoquer des conflits avec son conjoint.

En matière de dépendance, la résistance aux effets du cannabis est de plus en plus forte : le consommateur doit donc sans cesse augmenter ses doses pour retrouver les mêmes effets ; il se tourne dès lors vers des produits plus concentrés en THC, comme l'huile, ou renforce ses joints. L'usage devient compulsif. Cette dépendance, qui apparaîtra également au moment du sevrage, est caractérisée par de l'impatience ou de l'agressivité, de l'insomnie ou une humeur dépressive, des tremblements, des sueurs, des douleurs abdominales…

*« Que les gens du monde et les ignorants, curieux
de connaître des jouissances exceptionnelles,
sachent donc bien qu'ils ne trouveront dans le haschisch
rien de miraculeux, absolument rien que le naturel excessif.
Le cerveau et l'organisme sur lesquels opère le haschisch
ne donneront que leurs phénomènes ordinaires, individuels,
augmentés, il est vrai, quant au nombre et à l'énergie, mais
toujours fidèles à leur origine. L'homme n'échappera pas
à la fatalité de son tempérament physique et moral :
le haschisch sera, pour les impressions
et les pensées familières de l'homme, un miroir
grossissant, mais un pur miroir. »*

CHARLES BAUDELAIRE, *Les Paradis artificiels*

Quels sont les risques d'un abus de cannabis ? Plus un produit contient de THC, plus le risque de développer des troubles mentaux ou physiques est élevé. Plus la consommation est précoce, plus les risques de décompensation psychotiques sont élevés. Il existe également une situation particulière (facteurs de vulnérabilité comme la qualité et la quantité du cannabis consommé – selon la teneur en THC –, antécédents familiaux...) qui peut faciliter l'apparition d'une schizophrénie. Et pour ce qui est de sa toxicité sur les poumons, on estime que fumer deux à cinq joints par jour équivaut à la consommation d'un paquet de cigarettes !

ÉVALUEZ VOTRE CONSOMMATION

Si vous vous sentez prêt à diminuer ou à arrêter votre consommation de cannabis, il est important de savoir où vous en êtes précisément. Vous pourrez ainsi décider, en toute connaissance de cause, d'entamer un chemin vers une diminution de votre consommation ou vers le sevrage, et d'aller consulter votre généraliste ou un addictologue. Le questionnaire CUDIT-R-Fr (Cannabis Use Disorder Identification Test Revised), version française, vous permet de savoir en 8 items si votre consommation est à faible risque, risquée ou bien problématique.

1. Avez-vous consommé du cannabis au cours des 6 derniers mois ?

☐ Oui

☐ Non

Si oui, répondez aux questions suivantes en entourant la réponse qui correspond le plus à votre consommation des 6 derniers mois. Et comptez les points.

2. À quelle fréquence consommez-vous du cannabis ?

☐ Jamais : 0

☐ Moins de 1 fois par mois ou 1 fois par mois : 1

☐ 2 à 4 fois par mois : 2

☐ 2 à 3 fois par semaine : 3

☐ 4 fois par semaine ou plus : 4

3. Combien d'heures êtes-vous « défoncé » un jour où vous consommez du cannabis ?

☐ Moins de 1 heure : 0

☐ 1 ou 2 heures : 1

☐ 3 ou 4 heures : 2

☐ 5 ou 6 heures : 3

☐ 7 heures ou plus : 4

4. À quelle fréquence avez-vous constaté que vous n'étiez plus capable de vous arrêter de fumer du cannabis une fois que vous aviez consommé ?

☐ Jamais : 0

☐ Moins de 1 fois par mois : 1

☐ Environ 1 fois par mois : 2

☐ Environ 1 fois par semaine : 3

☐ Tous les jours ou presque : 4

5. Combien de fois avez-vous passé une grande partie de votre temps à vous procurer ou à consommer du cannabis, ou à vous remettre des effets du cannabis ?

☐ Jamais : 0

☐ Moins de 1 fois par mois : 1

☐ Environ 1 fois par mois : 2

☐ Environ 1 fois par semaine : 3

☐ Tous les jours ou presque : 4

6. Combien de fois avez-vous éprouvé des problèmes de mémoire ou de concentration après avoir fumé du cannabis ?

☐ Jamais : 0

☐ Moins de 1 fois par mois : 1

☐ Environ 1 fois par mois : 2

☐ Environ 1 fois par semaine : 3

☐ Tous les jours ou presque : 4

7. À quelle fréquence consommez-vous du cannabis dans les situations qui pourraient entraîner un danger, par exemple conduire un véhicule, utiliser une machine ou s'occuper d'enfants ?

☐ Jamais : 0

☐ Moins de 1 fois par mois : 1

☐ Environ 1 fois par mois : 2

☐ Environ 1 fois par semaine : 3

☐ Tous les jours ou presque : 4

8. Avez-vous déjà envisagé de réduire ou d'arrêter votre consommation de cannabis ?

☐ Jamais : 0

☐ Oui, mais pas au cours des 6 derniers mois : 2

☐ Oui, au cours des 6 derniers mois : 4

Score et interprétation des résultats

Pour calculer votre score, additionnez tous les résultats des lignes cochées.

- Si votre score est compris entre 8 et 10 : votre consommation de cannabis peut être problématique. N'hésitez pas à demander conseil au professionnel de santé de votre choix.
- Si votre score est supérieur à 10 : il est possible que vous présentiez un trouble important de l'usage du cannabis. Celui-ci peut être psychologique, si vous ressentez un besoin de consommer malgré les inconvénients de cette consommation, et/ou physique si la diminution ou l'arrêt de votre consommation entraîne des signes de « manque ». N'hésitez pas à faire appel à un professionnel de santé.

MESUREZ VOTRE DÉPENDANCE

La dépendance entraînée par cette substance est appelée « trouble lié à l'usage du cannabis » : il peut être léger, modéré ou grave. En répondant à ces questions, vous pouvez vous en faire une idée pour vous-même.

- Consommez-vous plus de cannabis que vous l'aviez prévu ?
- Avez-vous déjà ressenti ces signes ou ces symptômes :
  - Faire des efforts infructueux pour contrôler votre consommation.
  - Passer un temps substantiel à obtenir et à consommer du cannabis ou à en obtenir des effets.
  - Être dans un désir persistant ou un grand besoin de consommer du cannabis.
  - Être dans l'incapacité à remplir des obligations majeures au travail, à l'école ou à la maison en raison de la consommation de cannabis.
  - Avoir abandonné ou réduit d'importantes activités sociales, professionnelles ou récréatives en raison de la consommation de cannabis.
  - Poursuivre votre consommation malgré les problèmes physiques ou psychologiques qu'elle cause.
  - Poursuivre votre consommation malgré les difficultés relationnelles qu'elle cause.
  - Consommer du cannabis dans des situations où cela représente un danger physique.

- Avoir développé une tolérance accrue aux effets du cannabis.

- Notez l'apparition de symptômes de sevrage : irritabilité, troubles du sommeil, anxiété, agressivité, agitation, perte d'appétit ou de poids.
- Notez l'apparition d'autres symptômes de sevrage : sueurs, douleurs abdominales, frissons, tremblements, dépression.

Étape 1 : le diagnostic

Si vous décidez d'aller consulter, le médecin fera le point avec vous sur le produit que vous consommez. Son approche se fait en plusieurs étapes :

- évaluer votre consommation ;
- estimer votre dépendance ;
- des bilans somatique, psychologique et social sont pratiqués : quel est votre état de santé physique ? Des examens et des analyses biologiques et/ou complémentaires sont-ils nécessaires ? Quelle est votre relation aux produits consommés ? Quelle est votre humeur ? Comment se passe votre vie professionnelle, amicale, affective ou familiale, et en quoi votre consommation de cannabis l'a-t-elle ou non affectée ?

CHOISISSEZ UNE OPTION

Si vous pensez ressentir un ou plusieurs symptômes du « trouble lié à l'usage du cannabis » tels qu'ils sont mentionnés ci-dessus, réfléchissez aux options qui s'offrent à vous. Car le choix vous appartient.

- Option 1 : consommer en suivant des recommandations pour un usage à moindre risque.
- Option 2 : après avoir lu ce livre, avoir une discussion avec un professionnel de santé sur les changements qui vous aideraient à réduire vos risques.
- Option 3 : consommer du cannabis moins souvent ou en moins grande quantité.
- Option 4 : arrêter de consommer pendant un certain temps.
- Option 5 : arrêter complètement de consommer du cannabis.
- Option 6 : continuer comme vous le faites actuellement.

Quelle option vous semble être la meilleure pour vous ?

Si vous songez à l'option 3, indiquez dans quelle pro-

« Petite veille d'ivresse, sainte ! quand ce ne serait que pour le masque dont tu nous a gratifié. Nous t'affirmons, méthode ! Nous n'oublions pas que tu as glorifié hier chacun de nos âges. Nous avons foi au poison. Nous savons donner notre vie tout entière tous les jours. Voici venu le temps des Assassins. »

Arthur Rimbaud, *Illuminations*

---

portion. Par exemple, limiter sa consommation à un ou deux jours par semaine.

Puis, en quelques questions, tentez de dresser un bilan.

- Quelles sont les principales raisons pour lesquelles vous consommez du cannabis ?
- Qu'est-ce qui vous plaît dans votre consommation de cannabis ?
- En quoi la consommation de cannabis vous a-t-elle été utile ?
- Qu'est-ce qui vous déplaît dans votre consommation de cannabis ?
- En quoi la consommation de cannabis vous a-t-elle nui ou causé des problèmes ?

RÉDUISEZ VOTRE CONSOMMATION

La diminution de votre consommation peut se faire en deux étapes.

1. Planifiez votre emploi du temps. Évitez les personnes ou les lieux à risques, c'est-à-dire les endroits ou les personnes qui vous incitent à consommer plus que vous le souhaitez. Si vous avez des difficultés à ne pas consommer chez vous, ne gardez rien à la maison. Et quand l'envie vous prendra, dites-vous que cela finira par passer, en tentant de vous rappeler les raisons pour lesquelles vous voulez diminuer et en cherchant des façons plus saines de passer votre temps. Apprenez à vivre à votre rythme : il faut savoir prendre son temps.

2. Instaurez des changements d'habitude. Amusez-vous, distrayez-vous autrement! Faites en sorte de mettre en place de nouveaux rituels, qui vous seront agréables et qui vous rassureront.

Étape 2 : une relation à déconstruire

- Avec le praticien, vous pouvez faire le point sur votre détermination à arrêter le cannabis. L'objectif est de déconstruire la relation que vous avez établie avec ce produit. Cela passe par l'entretien motivationnel, qui vous permet de trouver peu à peu vos propres ressources afin de vous libérer de ce fardeau.
- Si vous ne souhaitez pas encore arrêter, il est possible de choisir une option, de faire le point, de réduire votre consommation. Vous discuterez de tout cela avec le praticien.

Étape 3 : un sevrage accompagné

- Si vous décidez d'arrêter et de sortir de la dépendance au cannabis, un antidépresseur peut vous être prescrit par votre médecin généraliste ou un addictologue. Dans le système nerveux central, ce médicament opère en augmentant le taux de sérotonine, ce neurotransmetteur associé aux sensations de bien-être et de plaisir. Cet inhibiteur sélectif de la recapture de la sérotonine réduit votre charge émotionnelle en augmentant votre tonus. En particulier en début de traitement, il crée une désinhibition, potentiellement dangereuse, qui reste donc à surveiller.

- Un soutien psychologique est également mis en place. Parmi les thérapies validées figurent les thérapies cognitives et comportementales (TCC, voir p. 88), qui aident beaucoup. Ainsi, une stratégie comportementale permet d'éviter de reprendre du cannabis. Et quand on se sait suivi et accompagné, on peut plus facilement s'améliorer, s'inquiéter de toute rechute, rester vigilant, s'alarmer des conséquences, refuser les tentations, se protéger, retrouver peu à peu confiance en soi, développer un sentiment d'efficacité et de contrôle…

Pour la légalisation du cannabis

ÉTAT DES LIEUX

La manière dont le monde politique français considère les addictions est bien représentée par la situation du cannabis. En effet, le caractère prohibitif de ce produit reste aujourd'hui régi par la même loi que celle qui concerne la cocaïne et l'héroïne, c'est-à-dire la loi du 31 décembre 1970, « relative aux mesures sanitaires de lutte contre la toxicomanie et à la répression du trafic et de l'usage illicite des substances vénéneuses ». Selon une revendication déjà ancienne, nombreux sont ceux qui souhaitent sortir le cannabis de ce groupe de drogues prohibées : ainsi, en France, une personne consommant du cannabis est passible de la même juridiction, des mêmes peines. À mon sens, cette loi vieille de plus de cinquante années n'est plus pertinente : nous ne vivons plus dans la même société, les jeunes ont changé, ce n'est plus le même cannabis et les niveaux de trafic sur le plan national et international se sont élevés.

Depuis 1970 est également intervenue la politique de réduction des risques (RdR), qui a permis de préserver au mieux la santé des personnes, afin qu'elles ne soient plus ni victimes ni responsables d'agressions ou de délits pour consommer une drogue (voir p. 31). Dans le cas du cannabis, c'est permettre à des individus ne présentant pas de difficultés particulières de s'octroyer ce produit dans un cadre légal. Pourquoi cette légalisation, déjà en vigueur dans de nombreux pays, serait-elle efficace et bénéfique ? Pour plusieurs raisons : pour concurrencer un trafic violent – lequel rapporte beaucoup d'argent aux narcotrafiquants du monde entier – qui propose du cannabis de mauvaise qualité et fortement dosé, et qui s'adresse aux plus jeunes, les plus vulnérables ; pour casser l'exclusivité de ce marché clandestin ; pour offrir de manière contrôlée un cannabis d'une meilleure qualité et moins dosé. Son interdiction aux jeunes serait accompagnée d'une véritable politique de prévention. À juste titre, certains pays ont fixé l'âge autorisé à vingt et un ans ou plus, car cela correspond au niveau de maturation du cerveau. Appuyons-nous sur l'exemple de trois pays.

Le cannabis en chiffres

- Dans le monde, le cannabis reste la drogue illicite la plus consommée selon l'Organisation des Nations unies contre la drogue et le crime (ONUDC).
- En France, il existe aujourd'hui 1,4 million de consommateurs réguliers de cannabis. Malgré son interdiction, plus d'un adulte sur deux (50,4 %) l'a déjà expérimenté (soit 21 millions de Français). Un peu plus de 1 adulte sur 10 (11 %) en consomme au moins une fois dans le mois, 3,2 %

au moins dix fois dans le mois et 2 % sont des fumeurs quotidiens. Ce sont plus de 5 hommes sur 10 et moins de 4 femmes sur 10.

- 29,9 % des jeunes de 17 ans l'ont déjà essayé. 3,8 % en font une consommation régulière.
- Les modes de consommation sont le joint (94 %), le vapotage ou la vaporisation (2,3 %), l'ingestion en produits alimentaires ou en infusions (2,2 %) ou l'usage du narguilé (moins de 1 %).
- L'usage du cannabis est problématique pour 3 % des 18-64 ans.
- Fumer du cannabis multiplie par 1,8 le risque de provoquer un accident mortel sur la route (le seuil équivaut à 0,3 g/l d'alcool dans le sang).
- En 2016, 76 tonnes de cannabis ont été saisies.

Source : Observatoire français des drogues et des toxicomanies (OFDT), 2025.

AU CANADA, AUX ÉTATS-UNIS ET EN ALLEMAGNE

Décriminalisé depuis 2003, le cannabis récréatif a été légalisé au Canada par le gouvernement libéral de Justin Trudeau en 2018, sans recevoir l'adhésion des professionnels de santé ; le cannabis thérapeutique avait déjà été légalisé. Le dispositif du produit dans son ensemble a été mis en place, depuis sa fabrication jusqu'à la surveillance de la distribution.

Quels ont été les effets de cette légalisation ? La prise du cannabis n'a pas augmenté chez les jeunes, le nombre de pathologies liées à sa consommation n'a pas explosé et le trafic a baissé, concurrencé par l'offre légale.

Aux États-Unis, le premier État à avoir légalisé le cannabis thérapeutique est la Californie en 1996, puis le cannabis récréatif en 2018. Le même constat qu'au Canada peut être fait. Et cette légalisation a fait baisser la criminalité.

En 2024, c'est au tour de l'Allemagne de légaliser totalement le cannabis, thérapeutique et récréatif. Le modèle de ce voisin si proche de nous en termes de niveau économique et plus ou moins de niveau de population fera-t-il bouger la France ? Je l'espère, même si les politiques publiques actuelles restent sourdes, alors que des mesures de prévention pourraient très bien être mises en place.

Que pouvons-nous faire ? Sortir des clivages et des enjeux politiques qui minent le débat sur la légalisation du cannabis, et refuser de jouer sur la peur. En faire uniquement une question de santé publique. Ouvrir toujours et encore les discussions. Apprendre de l'expérience des autres pays : attendons les résultats qui viendront bientôt d'Allemagne et tentons de lancer une convention nationale sur le sujet. S'appuyer sur les nombreuses études scientifiques menées dans ce domaine. Ne pas minimiser les risques psychiatriques des jeunes qui fument du cannabis, mais prévoir de les encadrer. Voilà de quoi améliorer notre situation actuelle.

Dans le monde

- À ce jour, en 2024, 36 pays dans le monde ont dépénalisé le cannabis : si sa consommation reste officiellement illégale, elle est tolérée ou soumise à des peines plus légères. Dans la plupart des cas, cette tolérance concerne la consommation personnelle et en petites quantités du cannabis. Elle n'exonère pas les trafiquants et maintient des contraintes importantes pour les usagers. Cela a souvent constitué une première étape avant la légalisation.
- À ce jour, 12 pays dans le monde ont légalisé en partie ou en totalité le cannabis ; 21 des 27 pays de l'Union européenne ont autorisé l'usage du cannabis thérapeutique.

UNE POLITIQUE RÉPRESSIVE N'EST PAS EFFICACE

Alors qu'elle est le plus gros consommateur d'Europe et devient un lieu de narcotrafic important, la France est donc à la traîne en matière de légalisation du cannabis récréatif et reste très frileuse quant à son usage thérapeutique. Elle s'isole et fait désormais figure de quasi-exception en Europe. Une logique répressive continue de caractériser les politiques publiques de l'Hexagone. Le maintien, depuis des années, d'un haut niveau de consommation doit donc inciter à explorer des pistes différentes.

Dans les années 2020, le président de la République Emmanuel Macron n'a laissé aucune place aux échanges d'arguments et, sur la base de sa seule volonté, a affirmé avant tout et uniquement un renforcement de la répression. Pour mémoire, la représentation nationale, à travers une mission d'information sur la réglementation et l'impact des différents usages du cannabis, créée en janvier 2020, s'était saisie du sujet du cadre juridique du cannabis. Présidée par le député LR Robin Reda, avec comme rapporteurs la députée LRM Caroline Janvier et le député LRM Ludovic Mendes, cette mission avait auditionné de manière large, sereine et transparente au sein de l'Assemblée nationale.

Parce qu'elle a abordé le sujet selon une approche non idéologique, cette mission parlementaire est parvenue à la même conclusion que l'ensemble des addictologues : en matière de cannabis, la prohibition constitue un échec patent et a pour effet essentiel d'alimenter l'économie souterraine et les réseaux mafieux. Plus récemment, en février 2025, la mission d'information visant à évaluer l'efficacité de la politique de lutte contre les trafics de stupéfiants, présidée par Ludovic Mendes et Antoine Léaument, a confirmé ces conclusions. Mais ces dernières sont restées lettres mortes. C'est la raison pour laquelle je maintiens qu'une politique répressive est inefficace et qu'elle n'a pas fait ses preuves sur le long terme.

ALERTE EN PÉDOPSYCHIATRIE

En parallèle à tous ces phénomènes, les pouvoirs publics n'ont pas anticipé les besoins importants de personnels soignants en psychiatrie suscités par l'augmentation de la consommation de cannabis. En quinze ans, en secteur hospitalier, la moitié des pédopsychiatres n'ont pas été remplacés et, en ville, les praticiens ne sont pas assez nombreux dans certaines régions. Plus d'une dizaine de départements n'en comptent d'ailleurs aucun, tout comme les pédiatres. Dans les centres médico-psycho-pédagogiques (CMPP), qui offrent des consultations gratuites et réservées aux enfants et aux adolescents, le temps d'attente pour consulter s'allonge dramatiquement : le rapport de la défenseure des droits Claire Hédon, consacré à la santé mentale des enfants et à leur droit au bien-être, publié en 2021, fait état de délais allant de six à vingt-quatre mois selon les régions ! Il en est de même pour l'addictologie, qui a grand besoin d'être soutenue en termes de soins, d'enseignement et de recherche.

La cocaïne, de la poudre aux yeux

« De grammes en grammes, de drames en drames, tu te réveilles, t'es toxicocaïnomane. Pour un rien tu montes en pression, puis l'effet disparaît et tu frôles la dépression. Et vu que le monde est le même après ta descente, il faut que tu te défonces », chante le rapeur français Kery James en 2009 dans « La Poudre aux yeux ». Peut-être avez-vous commencé à consommer dans des conditions particulières, en étant le plus souvent initié lors de soirées festives, étant entraîné par des invités, dans une ambiance qui mêle musique et rencontres, alcool et autres substances ? Car la cocaïne participe à un effet de socialisation : en en prenant, vous vous sentez appartenir au groupe, vous vous sentez plus fort. Puis on continue seul si on devient addict.

DE LA COKE AU CRACK

La cocaïne est extraite des feuilles du cocaïer, un arbuste qui pousse en Amérique du Sud. Après manipulations et transformations chimiques sont obtenues une pâte puis une poudre blanche ou jaunâtre, ou chlorhydrate de cocaïne. Celle que l'on appelle coke ou coco, blanche, Caroline ou neige, est consommée de plusieurs façons. La poudre peut être prise par voie nasale, sniffée au moyen d'une paille – c'est l'usage le plus courant. Elle peut être injectée par intraveineuse, soit seule, soit associée à d'autres substances, notamment de l'héroïne : c'est un « speedball », parfois sniffé.

La cocaïne ne peut être ni fumée ni inhalée, sauf si elle est mélangée à du bicarbonate de soude ou de l'ammoniaque et diluée dans de l'eau : cela devient alors du crack, vendu sous la forme de « cailloux » – appelés aussi galettes, bases, rocks, Roxanne… Le crack peut être inhalé avec une pipe à crack, ou bien fumé dans un joint. Quand le consommateur le fait lui-même, on parle de « free base ». La cocaïne a également donné son nom à une déclinaison d'autres substances psychoactives, par exemple la toute nouvelle « cocaïne rose », qui en réalité n'en est pas (voir p. 242).

DES SENS EXACERBÉS

La cocaïne est une substance psychoactive classée parmi les stimulants, car elle provoque un accroissement de l'activité psychomotrice. Pourquoi ? Parce que, dans votre cerveau, elle agit sur le circuit de la récompense, bloquant la recapture de neurotransmetteurs tels que la dopamine, la sérotonine et la noradrénaline et augmentant leur concentration (voir p. 46). Dès lors modifiés, les neurones engendrent une exacerbation des sens, les effets tant recherchés par les usagers de la cocaïne. Lors d'une consommation régulière, votre cerveau s'en remet alors à cette substance pour maintenir un haut niveau de plaisir. Quand son apport fera défaut, la sensibilité accrue provoquera manque et sentiment dépressif.

Si vous prenez de la cocaïne plusieurs fois de suite, par exemple lors d'une soirée, ses effets s'atténuent avec les heures car une tolérance s'installe, qui grandit au fil du temps. Et si vous consommez régulièrement, alors commence le cercle infernal : pour continuer à ressentir les mêmes effets euphoriques, vous êtes désormais contraint d'accroître les doses.

EFFETS RECHERCHÉS, EFFETS SECONDAIRES

S'ils diffèrent beaucoup d'une personne à une autre, et selon la qualité, la quantité et le contexte, ce sont un surcroît d'énergie et une exaltation, un sentiment de toute-puissance physique et intellectuelle, une plus grande assurance avec les autres, une stimulation du désir sexuel, le maintien en éveil, la réduction de la fatigue et de la douleur… Ses effets varient selon son mode de consommation, immédiats en cas d'injection, plus lents par voie orale.

Quels sont ses principaux effets secondaires ? Une baisse de l'appétit, de la fatigue ou de l'insomnie, une agitation et de l'irritabilité, une douleur thoracique, une augmentation du rythme cardiaque… Si son usage est répété, ou en cas de fortes doses, peuvent apparaître de la fièvre et des tremblements, des crises d'angoisse et des délires, des idées paranoïaques ou mégalomaniaques, des illusions sensorielles, des hallucinations… Plus vous consommez, plus la cocaïne stimule votre corps et l'épuise.

DES RISQUES GRAVES

S'ils varient selon les personnes, les risques touchent tous les systèmes de l'organisme.

- Les risques cardiovasculaires et cardiorespiratoires : les risques de décès par arrêt respiratoire, par hémorragie ou par arrêt cardiaque peuvent advenir quelques instants après l'absorption. Ils sont plus élevés dans les moments qui suivent la consommation. Quand la cocaïne est injectée plutôt que sniffée, c'est encore plus dangereux.
- Il existe aussi des risques neurologiques, psychiatriques, infectieux, dermatologiques, ORL… Plus de 10 000 personnes sont hospitalisées chaque année à cause de la cocaïne, avec des complications médicales dont la gravité et la fréquence augmentent !

> *« J'ai vécu la privation atroce du sevrage et le plaisir du soulagement lorsque les cellules assoiffées de came boivent à la seringue. […] La came n'est pas, comme l'alcool ou l'herbe, un moyen de jouir davantage de la vie. La came n'est pas un plaisir. C'est un mode de vie. »*
>
> WILLIAM BURROUGHS, *Junky*

- Après la phase de stimulation, la descente, ou « crash », est caractérisée par une grande fatigue, un renversement de l'humeur souvent accompagné d'une dépression.
- En cas d'injection, l'atteinte du capital veineux est liée aux préparations mal filtrées ou à un trop grand nombre d'injections dans les mêmes veines. Le *craving* est également plus fort dans ce mode de consommation.
- Le « sniff », qui consiste à aspirer la cocaïne avec une paille, peut provoquer des micro-saignements du nez et ouvrir la voie à des virus tels que celui de l'hépatite C (VHC), d'autant que les échanges de paille entre consommateurs sont fréquents.
- Attention : si vous prenez de l'alcool en même temps, ce qui est assez courant, le mélange est délétère : il peut provoquer une toxicité dans votre organisme – qu'elle soit directe sur votre cœur ou indirecte sur votre cerveau –, avec des risques d'accident vasculaire cérébral (AVC) et d'infarctus du myocarde.

ÉVALUEZ VOTRE CONSOMMATION ET VOTRE DÉPENDANCE

Si vous commencez à envisager de diminuer ou d'arrêter la cocaïne, il est important de savoir où vous en êtes précisément : vous pourrez ainsi décider, en toute connaissance de cause, d'aller consulter votre généraliste puis un addictologue afin d'entamer le chemin vers le sevrage et maintenir votre abstinence dans la durée.

Le Cocaine Use Disorders Identification Test (CUDIT) est un questionnaire conçu pour dépister les troubles liés à la consommation de cocaïne. Le voici dans sa version en 10 questions, sachant qu'il s'agit d'un outil de dépistage et qu'il ne remplace pas une évaluation clinique par un professionnel de santé.

Répondez aux questions suivantes en fonction de votre consommation de cocaïne au cours des 12 derniers mois.

1. À quelle fréquence avez-vous consommé de la cocaïne ?

☐ Jamais : 0

☐ Une fois par mois ou moins : 1

☐ 2 à 4 fois par mois : 2

☐ 2 à 3 fois par semaine : 3

☐ 4 fois ou plus par semaine : 4

2. Quelle quantité de cocaïne consommez-vous un jour typique où vous en prenez ?

☐ Moins d'un demi-gramme : 0

☐ Un demi-gramme à 1 gramme : 1

☐ 1 à 2 grammes : 2

☐ 2 à 3 grammes : 3

☐ Plus de 3 grammes : 4

3. À quelle fréquence avez-vous eu du mal à arrêter ou contrôler votre consommation de cocaïne ?

☐ Jamais : 0

☐ Moins d'une fois par mois : 1

☐ Une fois par mois : 2

☐ Une fois par semaine : 3

☐ Tous les jours ou presque : 4

4. À quelle fréquence avez-vous eu des envies irrépressibles de consommer de la cocaïne ?

☐ Jamais : 0

☐ Moins d'une fois par mois : 1

☐ Une fois par mois : 2

☐ Une fois par semaine : 3

☐ Tous les jours ou presque : 4

5. Votre consommation de cocaïne a-t-elle eu des conséquences négatives sur vos responsabilités quotidiennes (travail, études, famille...) ?

☐ Jamais : 0

☐ Moins d'une fois par mois : 1

☐ Une fois par mois : 2

☐ Une fois par semaine : 3

☐ Tous les jours ou presque : 4

6. Avez-vous consommé de la cocaïne dans des situations dangereuses (conduite, milieu professionnel…) ?

☐ Jamais : 0

☐ Moins d'une fois par mois : 1

☐ Une fois par mois : 2

☐ Une fois par semaine : 3

☐ Tous les jours ou presque : 4

7. Avez-vous poursuivi votre consommation malgré des problèmes de santé physique ou mentale liés à la cocaïne ?

☐ Jamais : 0

☐ Moins d'une fois par mois : 1

☐ Une fois par mois : 2

☐ Une fois par semaine : 3

☐ Tous les jours ou presque : 4

8. Avez-vous ressenti des symptômes de manque (fatigue, dépression, anxiété, insomnie) lorsque vous arrêtiez ou réduisiez votre consommation ?

☐ Jamais : 0

☐ Moins d'une fois par mois : 1

☐ Une fois par mois : 2

☐ Une fois par semaine : 3

☐ Tous les jours ou presque : 4

9. Un proche ou un professionnel de santé s'est-il inquiété de votre consommation de cocaïne ou vous a-t-il conseillé de la réduire ?

☐ Jamais : 0

☐ Oui, mais pas dans les 12 derniers mois : 1

☐ Oui, au cours des 12 derniers mois : 2

☐ Oui, à plusieurs reprises : 3

☐ Oui, constamment : 4

10. Avez-vous essayé de réduire votre consommation de cocaïne, sans succès ?

☐ Jamais : 0

☐ Moins d'une fois par mois : 1

☐ Une fois par mois : 2

☐ Une fois par semaine : 3

☐ Tous les jours ou presque : 4

Score et interprétation des résultats

Additionnez les points obtenus pour chaque réponse cochée.

- Si votre score est compris entre 0 et 8 points, vous n'avez pas de problème manifeste. Une surveillance est recommandée.
- Si votre score est compris entre 9 et 16 points, vous avez un usage à risque et avez besoin d'une évaluation approfondie.

- Si votre score est supérieur à 17 points, vous souffrez probablement d'un trouble lié à l'usage de la cocaïne. Une prise en charge spécialisée est recommandée.

François – Un grand sportif addict

Nous sommes de plus en plus sollicités par des fédérations ou des clubs de sport, professionnels ou amateurs, pour aider des athlètes consommateurs de substances – en premier lieu d'alcool, de cannabis, de cocaïne ou de produits de synthèse.

Un jour, François, sportif de premier plan plutôt célèbre, vient en consultation accompagné de son manager et de son épouse. Il souffre d'une addiction à l'alcool et à la cocaïne. S'il est très conscient de sa situation, il accepte mal une éventuelle hospitalisation, qui lui semble antinomique avec son statut. Nous avons longuement discuté des raisons de sa dépendance et de cette vulnérabilité dont témoignent les sportifs à un moment de leur carrière, avec le stress de la performance, l'hyperstimulation de la dopamine qui en découle, l'obligation de suivre un régime strict sur le plan personnel et comportemental, l'ensemble risquant de provoquer un retour de balancier très violent, avec un déchaînement sur la consommation de substances pour réguler ce déficit. Ces sportifs de haut niveau vivent parfois des situations dramatiques, avec très peu de recours aux soins et sur fond de déni de leur part et de celle de leur entourage.

Nous avons pris en charge François pendant trois semaines, puis il est retourné à l'étranger. Il y a peu, nous avons eu de ses nouvelles : il a rechuté et ne semble plus vouloir reprendre des soins. Sa carrière est compromise, ce qui pose la question d'un suivi spécifique dans le milieu sportif.

PRENEZ CONSCIENCE

Sachez que même si votre consommation de cocaïne est occasionnelle, les risques que vous courez sont grands. En répondant aux questions suivantes, faites le point : cela vous soutiendra dans votre démarche pour aller consulter.

- Connaître vos risques peut-il vous aider à prendre une décision ?
- Quelles sont les raisons qui pourraient vous motiver à réduire ou à arrêter votre consommation ?
- Pouvez-vous préciser en détail les difficultés que vous éprouvez à la suite de votre consommation, dans les domaines physiques et psychologiques :
  - des problèmes médicaux : douleurs nasales, céphalées (maux de tête), antécédents d'AVC, risques cardiaques ?
  - des problèmes de sommeil ?
  - des problèmes d'impuissance ?
  - des problèmes de mémoire ou des difficultés d'attention ?
  - de l'agressivité ?
  - des difficultés relationnelles ?
  - des problèmes d'argent ?
  - d'autres problèmes ?

Étape 1 : le diagnostic

Si vous avez décidé d'aller consulter, le praticien va discuter avec vous de votre rapport à la cocaïne. Son approche se fait en plusieurs étapes :

- évaluer votre consommation et votre dépendance ;
- estimer les risques que vous courez ;
- pratiquer des bilans somatique, psychologique et social (examen clinique, analyses biologiques, analyses complémentaires...). Le médecin fait notamment le bilan des dommages physiques causés par votre consommation de cocaïne, en particulier dans la sphère ORL (pour la cloison nasale) et dans le domaine cardiaque – la cocaïne étant très cardiotoxique. Par ailleurs, quel est votre état de santé général ? Quelle est votre humeur ? Est-elle très dégradée suite à une longue consommation de cocaïne ? Votre entourage supporte-t-il cette consommation ? Comment cela se passe-t-il avec votre conjoint ? vos enfants ? vos proches ? De quelle manière cela a-t-il dégradé ou non votre activité professionnelle ?

« Je parle de choses vraies, ici pas de fantaisies
Taper de la coke tu crois que c'est sexy ?
Tu crois c'est cool
Tu crois que c'est tendance
Tu crois que ça fait ienb
Tu crois que c'est un jeu hein
Tu crois que c'est ienb
Tu crois que c'est que de l'herbe ou du haschisch
Tu tapes et tu crois que tu sniffes de la drogue de riche
Mesquine, peu importe leur nom
Toutes les drogues sont mesquines
Toutes sont dures si t'as la force alors reste clean
Après un nuage de fumée
Je vois mes frères disparaître dans un tas de neige. »

KERY JAMES, « La Poudre aux yeux »

FAITES LE POINT SUR VOTRE DÉTERMINATION

Vous avez évalué votre consommation, votre niveau de dépendance et vos risques. Répondre aux questions suivantes peut vous aider à savoir désormais où vous en êtes de votre détermination à arrêter la cocaïne.

- Quelles sont les principales raisons pour lesquelles vous consommez de la cocaïne ?
- Qu'est-ce qui vous plaît dans cette consommation ?
- En quoi cette consommation vous a-t-elle été utile ?
- Qu'est-ce qui vous déplaît dans votre consommation ?
- En quoi vous a-t-elle nui ou vous a-t-elle causé des problèmes ?

Afin de mesurer votre capacité d'analyse et votre volonté de changement, vous pouvez aussi utiliser une échelle visuelle analogique (EVA, voir p. 70) allant de 1 à 10, sachant qu'elle va d'une intensité modérée (de 1 à 5) à une intensité forte et très forte (de 5 à 10).

- D'après vous, quelle est votre envie : arrêter ou continuer à consommer de la cocaïne ? Comment pourriez-vous la quantifier, sachant que :
  - 0 : vous n'avez pas du tout envie d'arrêter.
  - 10 : vous êtes vraiment décidé à arrêter.

- Dans quelle mesure est-ce important pour vous d'arrêter ou de réduire votre consommation ? Comment pourriez-vous le quantifier, sachant que :
  - 0 à 5 : ce n'est pas important du tout à c'est peu important.
  - 5 à 10 : c'est important à c'est essentiel.
- Dans quelle mesure êtes-vous prêt à commencer à réduire ou à arrêter votre consommation, sachant que :
  - 0 à 5 : vous n'êtes pas du tout prêt à vous vous sentez plutôt prêt.
  - 5 à 10 : vous vous sentez prêt à vous vous sentez vraiment prêt !

AFFRONTEZ LE SEVRAGE

Si vous souhaitez arrêter la cocaïne dans les meilleures conditions et retrouver une stabilité sur le long terme, il vous faut bien connaître à l'avance les symptômes du sevrage qui vous attendent. Vous serez ainsi mieux préparé à les affronter et à les surmonter. Car la dépendance à la cocaïne n'est pas celle que l'on croit : s'il n'y a presque aucune dépendance physique, c'est en revanche la dépendance psychologique qui compte davantage et est la plus redoutable. Le sevrage de la cocaïne est complexe, à l'image des conséquences mêmes de sa consommation.

Si vous avez consommé pendant une longue période, vous allez sans doute vivre trois étapes majeures : une descente en crash, une période stable et linéaire, le sevrage complet.

Une descente en crash

Lors de cette première étape, l'arrêt de la cocaïne va très certainement provoquer une forte dégradation de votre humeur, un sentiment de dépression, de l'anxiété, de l'irritabilité, une grande fatigue, des insomnies... Tout vous agacera. Surtout, et c'est le plus important, vous ressentirez de manière très intense le *craving*, cette envie irrépressible de consommer. Peut-être allez-vous également avoir des idées noires et montrer de la paranoïa : vous aurez l'impression que tout le monde vous en veut, que vous êtes de trop, que vous ne comptez pas, qu'on vous veut du mal.

Cette phase de descente en crash dure en moyenne de un à quatre jours un peu difficiles. Le plus souvent, le *craving* s'estompe peu à peu. Après cette agitation, vous allez tomber dans une forme de somnolence, et peut-être aurez-vous des envies subites de manger des aliments sucrés, des barres chocolatées...

Une période stable et linéaire

Les choses se calment : peu à peu, votre sommeil se stabilise, votre anxiété diminue et le *craving* s'estompe. Mais, dans le même temps, votre humeur vous rend passif, vous vous sentez comme détaché de tout ce qui vous entoure, vous ne trouvez aucun plaisir à quoi que ce soit. À la fin de cette période, en général le *craving* revient à la charge : vous ressentez encore cette envie de consommer afin de compenser votre manque d'énergie. Cette deuxième phase dure entre une semaine et trois mois.

Le sevrage complet

Peu à peu, votre humeur redevient normale. Vous retrouvez des sensations positives comme la gaieté et le plaisir, l'envie de faire plein de choses. Parfois, le *craving* revient. Et il y a toujours un risque de rechute. Accrochez-vous, vous avez fait le plus dur.

ÉLABOREZ VOS PROPRES STRATÉGIES

Pour éviter le *craving*, vous pouvez passer en revue tout ce qui peut vous aider.

- Pouvez-vous repérer les situations ou les états associés au *craving* ?
- Selon vous, quels sont les moyens d'éviter ces situations ou ces états ?
- Décrivez les distractions qui vous plaisent le plus et qui pourraient vous être utiles : par exemple, jouer au football, écouter de la musique, partir en randonnée, vous joindre à un groupe pour faire un voyage…
- Tentez de vous souvenir des conséquences néfastes de votre consommation de cocaïne. Énumérez-les, racontez ce que vous avez vécu.

Étape 2 : un sevrage très accompagné

- Avec votre généraliste ou avec un addictologue, vous allez élaborer votre sevrage et maintenir votre abstinence dans la durée. Pour cela, vous allez faire le point ensemble sur votre détermination.
- Vous allez affronter le sevrage par le biais de trois piliers, sur lesquels vous pourrez vous appuyer :
  - un **soutien psychologique** : individuel ou en groupe, il sert tout d'abord à éviter le *craving*. Le thérapeute vous pose des questions sur vos ressentis et vos habitudes, élabore des stratégies, met en place des tâches de détournement de la pensée afin de lutter contre l'envie de consommer. Parmi les thérapies validées en cas d'addiction, en particulier à la cocaïne, les thérapies cognitives et comportementales (TCC) se sont révélées très efficaces (voir p. 88);
  - un **traitement médicamenteux** : depuis plusieurs années, de nombreux médicaments, indiqués pour d'autres troubles, ont été testés dans le cadre de la dépendance à la cocaïne, avec des résultats plus ou moins intéressants. Aucun n'a reçu l'autorisation officielle d'être prescrit pour cela. À ce jour, il n'existe donc pas de traitement spécifique. Toutefois, une mention spéciale est à signaler : la plupart des équipes hospitalières introduisent dans le protocole la prescription à fortes doses de Mucomyst en sachet. L'acétylcystéine, prévue à l'origine pour une autre indication (c'est un fluidifiant bronchique), réduit le syndrome de sevrage, diminue le *craving* et prévient la rechute. De nombreuses études l'attestent.

Par ailleurs, les médicaments qu'il est possible de donner sont ceux qui permettent de lutter contre les symptômes liés à l'arrêt de la cocaïne, tels l'insomnie ou l'anxiété. Ce sont des antidépresseurs, en particulier les inhibiteurs sélectifs de la recapture de la sérotonine (ISRS). Des inhibiteurs sélectifs de la recapture de la dopamine (ISRD) peuvent aussi être prescrits, car le taux de ce neurotransmetteur a été réduit lors de l'arrêt de la cocaïne. Parfois, des régulateurs de l'humeur comme les sels de lithium ou les antiépileptiques s'avèrent utiles, car ils évitent les fluctuations entre euphorie et abattement.

À éviter : les benzodiazépines, indiqués pour soulager le stress, l'anxiété ou l'insomnie, car ils risquent de créer une dépendance à long terme.

- le **changement de vos habitudes** : le médecin ou l'équipe soignante vous accompagne dans vos démarches de transformation.

CHANGEZ DE RYTHME

Transformer en profondeur votre manière de vivre et vos habitudes, c'est renoncer aux amis, aux fréquentations, à l'entourage qui prend de la cocaïne, c'est rompre avec votre ou vos fournisseur(s) (par exemple en bloquant son/leur numéro de téléphone sur votre portable), c'est renoncer aux soirées qui, vous le savez très bien, vous inciteront à consommer, c'est comprendre que vous restez vulnérable et qu'il vaut mieux, pour l'instant, éviter toutes les situations à risques. C'est aussi acquérir un autre rythme de vie : faire plus de sport, partir en vacances dans des lieux où l'activité physique remplacera les fêtes bien arrosées, avec tous les débordements qui vont avec. C'est dresser la liste des endroits où aller et de ceux où il ne faut plus mettre les pieds.

Sachez enfin que reprendre une consommation de cocaïne est fréquent. Le plus important pour vous sera alors de recommencer les étapes décrites. Car, à terme, réussite et abstinence seront à coup sûr au bout du chemin.

La cocaïne ravage notre société

ÉTAT DES LIEUX

Autrefois, la cocaïne était confidentielle, consommée avant tout dans les couches sociales aisées, dans le milieu des artistes et des journalistes, dans le monde de la nuit, des médias et de la jet-set. Elle coûtait cher, et son image était celle d'une drogue sans addiction, liée à la notion de performance appréciée des traders ou des dirigeants.

Aujourd'hui, la cocaïne est en passe de ravager nos sociétés. Depuis les années 2020, le trafic a pris une dimension hors norme, selon l'OFDT et les polices occidentales. Le chemin emprunté par les trafiquants est parfaitement établi : les principaux pays exportant la drogue, la Bolivie, la Colombie et le Pérou, utilisent des routes maritimes remontant vers les États-Unis et se croisant dans le secteur des Antilles.

Depuis une dizaine d'années, l'usage de la cocaïne augmente de manière significative du fait d'une densité accrue de ce trafic et de la baisse de son prix : pour une dizaine d'euros, on peut se procurer une dose – alors que dans les années 1980-1990, c'était dix fois plus cher ! Cette accessibilité la rend plus populaire encore. En changeant d'univers social, cette drogue illicite, qui utilisait auparavant des réseaux de façon discrète et restreinte, dotés de points de vente, s'est largement diffusée. Désormais, la livraison à domicile est courante !

UN TRAFIC TRÈS ORGANISÉ

Désormais, la consommation de cocaïne en France atteint les mêmes niveaux qu'au Royaume-Uni, qui connaît la pire addiction de toute l'Europe. Cette hausse fulgurante, qui concerne également les « nouvelles drogues de synthèse », s'explique par plusieurs facteurs : la croissance de la production, la multiplication des laboratoires, l'évolution de l'image de la drogue et la réorganisation du narcotrafic. Les livraisons arrivent par les box de nourriture jusque chez les consommateurs, ou bien se font directement dans les soirées festives, par petites doses. Les trafics sont hyper-organisés : Europol a identifié près de 821 réseaux criminels particulièrement menaçants dans les pays de l'Union européenne ; ils comptent 25 000 membres, selon l'agence qui combat toutes les formes de criminalité.

La cocaïne en chiffres

- Aujourd'hui, 1100 000 personnes environ consomment de la cocaïne en France, selon l'Observatoire français des drogues et des tendances addictives (OFDT). Ce sont avant tout de jeunes adultes (26-34 ans). Plus de 1,4 % des 17 ans l'ont expérimentée.
- La consommation de crack connaît une recrudescence, notamment en Île-de-France.
- En 2023, 1,1 million de Français avaient consommé au moins une fois de la cocaïne. Ils étaient 600 000 en 2022.
- Ses tarifs ont baissé : 1 g de cocaïne coûte de 65 à 85 € dans l'Hexagone. La cocaïne est très accessible en Europe – en Turquie, au Portugal, aux Pays-Bas et... en France. Son fractionnement en petits pochons fait que l'on trouve des « doses » entre 15 et 30 €. Quant à la « galette » de crack (qui permet 3 à 5 consommations), son tarif varie entre 10 et 20 €.
- En France, le trafic de cocaïne a explosé : en juin 2024, 14 tonnes ont été saisies depuis le début de l'année, soit 3 tonnes de plus que pour toute l'année 2023.
- En Europe, 17 millions de personnes ont déjà touché à la cocaïne.

Les médicaments, le piège des opioïdes et des benzodiazépines

Peut-être prenez-vous des médicaments depuis plusieurs années déjà, qui contiennent de la codéine, de la morphine ou du tramadol. Vous en êtes devenu dépendant, parfois sans même en avoir conscience. Souvent et à juste titre, on vous en a donné quand votre douleur était trop forte, quand vous n'arriviez pas à dormir… Mais la durée du traitement doit toujours être limitée et le patient être informé des risques qu'il prend. Certaines ordonnances sont renouvelées indéfiniment, et c'est là le piège : sans y prendre garde, peu à peu vous ne pouvez plus vous en passer. Vous avez tout d'abord besoin de prendre conscience de cette addiction afin de vous en libérer.

Ces médicaments occupent aujourd'hui une place de plus en plus importante dans les substances psychoactives. Les types de produits concernés sont :

- les opioïdes : ils sont utilisés en antidouleurs,
- les benzodiazépines utilisées comme anxiolytiques : ces sédatifs, ou tranquillisants, sont destinés à soulager l'anxiété ou le stress,

- les benzodiazépines utilisées comme hypnotiques : ces somnifères aident à l'endormissement et peuvent contribuer au maintien du sommeil.

Les antidépresseurs ne sont pas concernés ici.

Un groupe hétérogène

De nombreux produits, d'origine naturelle ou de synthèse, licites ou illicites, médicaments autorisés ou détournés de leur usage, appartiennent à la grande famille des opioïdes.

- L'héroïne est l'une de ces substances illicites et se présente le plus souvent sous la forme d'une poudre blanche.
- Aujourd'hui, la lean, ou « purple drank », est un cocktail préparé à base de codéine (en sirop pour la toux ou en comprimés) et de soda ou de boisson énergisante. Il est associé à un antihistaminique et parfois de l'alcool. Devenue populaire au début du XXIe siècle dans les milieux du hip-hop et du rap, la lean est considérée comme un problème de santé publique aux États-Unis.

Les médicaments agissent ici comme des pièges, car ils sont accessibles et ont la réputation de « soigner ». Attention au mésusage, en particulier lors de la prescription, en cas d'addiction, d'un traitement de substitution par voie orale (TSO) destiné à diminuer l'envie de consommer. En effet, certaines personnes augmentent leur prise de médicaments au-delà de ce qui leur a été indiqué par le praticien. C'est aujourd'hui l'une des principales causes d'entrée dans la dépendance aux opioïdes.

De même, lorsque le traitement de la douleur passe par des dérivés morphiniques tels que le tramadol, il a pour conséquence de détourner la prescription pour obtenir des effets antalgique, anxiolytique et parfois antidépresseur. Il arrive également que des benzodiazépines soient données pour une courte période mais que la personne, qui ne veut pas arrêter, prolonge cette durée en s'adressant à un autre praticien. C'est ce que l'on appelle le nomadisme médical. Il devient alors très difficile de se défaire de ces médicaments pièges.

Qu'est-ce que le mésusage ?

Tel qu'il est défini dans le Code de la santé publique et tel qu'il suit les recommandations de bonnes pratiques, le mésusage est l'« utilisation intentionnelle et inappropriée d'un médicament ou d'un produit, non conforme à l'autorisation de mise sur le marché (AMM) ou à l'enregistrement ainsi qu'aux recommandations de bonnes pratiques ».
Cette consommation non conforme détourne donc le médicament de son usage initial pour des visées thérapeutique, récréative ou toxicomaniaque, ou pour gérer une dépendance. Elle est problématique, car elle entraîne des effets secondaires.
Le mésusage est à rapprocher de l'abus, du dopage, de la dépendance et de l'accoutumance.

Sources : legifrance.gouv.fr, has-sante.fr et sante.gouv.fr

DE QUOI PARLE-T-ON ?

- Un « antalgique » est un médicament qui atténue ou ôte la douleur sans en traiter la cause. Exemples : le paracétamol, l'aspirine.
- Un « analgésique » est un médicament qui supprime la sensibilité à la douleur : parmi cette sorte d'antidouleurs figurent les opiacés et les opioïdes.
- Les médicaments « opiacés » sont des dérivés naturels de l'opium, telles la morphine et la codéine.
- Les médicaments « opioïdes » sont des composés semi-synthétiques (buprénorphine, dihydrocodéine, hydromorphone, nalbuphine) ou synthétiques (tramadol, fentanyl, méthadone, oxycodone), dont l'action analgésique est beaucoup plus forte que celle des opiacés. À noter : l'héroïne est un composé semi-synthétique.
- Toutefois, le terme « opioïde » tend à désigner aujourd'hui toutes les substances, qu'elles soient naturelles ou synthétiques, relatives aux drogues et aux médicaments. Leur principale caractéristique est de provoquer une tolérance, une accoutumance et une dépendance physique et psychologique. Toutes ces substances agissent sur les récepteurs opiacés situés dans notre système nerveux. Ces récepteurs de neurotransmetteurs interviennent pour contrer la douleur ou le stress.

LES OPIOÏDES : DES ANTIDOULEURS PUISSANTS

Les médicaments opioïdes agissent en particulier sur le système nerveux central. Ils sont avant tout utilisés comme analgésiques puissants pour soulager la douleur d'une intensité modérée à aiguë. Ils sont délivrés uniquement sur ordonnance.

Dans ma pratique quotidienne, je rencontre de plus en plus de personnes dépendantes à ces opioïdes. Parce qu'elles en ont consommé sur le long terme, elles sont devenues addictes. À l'origine, elles ont souvent pris ces médicaments pour soigner une maladie chronique, une maladie neurodégénérative par exemple : elles souffraient de douleurs très fortes qu'elles avaient beaucoup de mal à gérer. Et quand elles ont dû affronter des douleurs qui se sont intensifiées avec le temps, elles ont augmenté leur consommation d'opioïdes qui sont devenus, pour tenir, la seule option possible. Cette addiction est difficile à soigner, car il faut à la fois traiter les composantes de la dépendance – physique, psychologique et comportementale – mais également la douleur initiale qui a conduit à prendre ces médicaments.

- La **morphine** est le principal alcaloïde, ou molécule, de l'opium – cette substance liquide sécrétée par le pavot somnifère, ou « pavot des jardins ». Utilisé en médecine depuis des millénaires et dans toutes les cultures, l'opium est aussi l'une des premières drogues de l'Histoire. La morphine a été découverte et isolée au tout début du XIXe siècle. Elle est l'antidouleur considéré comme le plus efficace et le plus couramment employé dans le monde : soit sous une forme orale, soit en solution pour injection. Elle peut provoquer une euphorie plus ou moins grande.

- La **codéine** est un alcaloïde de l'opium, utilisé à la fois comme analgésique et comme anti-toux sèche à effet narcotique – qui engourdit la sensibilité. Dans les médicaments, elle est présente seule ou est associée à du paracétamol ou de l'ibuprofène pour en accroître l'efficacité. Si elle est moins puissante que la morphine, son action antidouleur semble plus longue sur notre organisme.
- Le **tramadol** est l'antalgique opioïde le plus prescrit pour soulager des douleurs modérées à intenses. Dans les médicaments, il est présent seul ou en association avec le paracétamol, soit sous une forme orale, soit en solution pour injection. Cette molécule n'est pas un dérivé de la morphine, mais agit sur les mêmes récepteurs opiacés que celle-ci ; il est aussi un inhibiteur de la recapture de la sérotonine et de la noradrénaline : à ce titre, il est responsable des mêmes phénomènes de sevrage que les antidépresseurs.

Attention au tramadol !

Parce que sa prescription est très courante en France et dans certains pays, le tramadol s'est, hélas, banalisé. Mais il est très addictif. Vous ne prendrez jamais assez de précautions avec ce produit qui peut facilement devenir une drogue. C'est la raison pour laquelle je me dois de vous mettre en garde : s'il en est encore temps, ne tombez pas dans cet engrenage. D'ailleurs, depuis le 1er mars 2025, les autorités sanitaires l'ont bien compris et ont réglementé la prescription des médicaments contenant du tramadol, de la codéine et de la dihydrocodéine en obligeant les praticiens à recourir à des ordonnances sécurisées et à inscrire en toutes lettres le dosage, la posologie et la durée du traitement. La réduction à 12 semaines de la durée maximale de prescription des médicaments contenant de la codéine ou de la dihydrocodéine devient également effective à cette date.

Les faibles et les forts

Afin de vous y retrouver et de vous aider à reconnaître les substances que vous prenez peut-être, voici une liste d'opioïdes classés par principe actif (ou ingrédient actif, ou molécule), le composant qui possède un pouvoir thérapeutique. Les spécialités, ou marques, sont indiquées à la suite.

1. **Les opioïdes dits « faibles »** sont les plus consommés. Ils sont indiqués pour traiter les douleurs modérées à intenses, les douleurs non soulagées par les antalgiques, les douleurs aiguës sur une courte période et les douleurs chroniques.

- Codéine : Antarène codéine®, Claradol codéine®, CoDoliprane®, Dafalgan codéine®, Euphon, Klipal®, Lindilane®, Néocodion®, Padéryl®, Prontalgine®, Pulmosérum®, Tussipax®.
- Opium : Izalgi®, Lamaline®, Colchimax®, Dropizal® (utilisé comme anti-diarrhéique).
- Tramadol : Biodalgic®, Contramal®, Ixprim®, Monoalgic®, Monocrixo®, Orozamudol®, Skudexum®, Topalgic®, Zaldiar®, Zamudol®, Zumalgic®.

Ce peut être aussi des médicaments qui ne sont pas spécifiquement pour la douleur mais qui intègrent un opioïde faible, comme des sirops pour la toux.

2. **Les opioïdes dits « forts »** sont indiqués pour les douleurs plus intenses, cancéreuses ou non cancéreuses, et qui ont été réfractaires aux opioïdes précédents.

- Buprénorphine : Bupensan®, Buvidal®, Orobupre®, Sixmo®, Suboxone®, Subutex®, Temgesic®, Zubsolv®.
- Dihydrocodéine : Dicodin®.
- Fentanyl : Abstral®, Actiq®, Breakyl®, Durogesic®, Effentora®, Instanyl®, Matrifen®, Pecfent®, Recivit®.
- Hydromorphone : Sophidone®.
- Méthadone : Méthadone AP-HP®.
- Morphine : Actiskenan®, Moscontin®, Oramorph®, Sevredol®, Skenan®.
- Nalbuphine : Nalpain®.
- Oxycodone : Oxsynia®, Oxycontin®, Oxynorm®, Oxynormoro®.

En cas de douleurs

Voici la hiérarchie des traitements que je propose pour soulager la douleur, suivant en cela les recommandations de la Haute Autorité de santé (HAS).

- **Palier 1** : pour les douleurs légères. Les médicaments de base : les antalgiques de niveau 1 (paracétamol, type Doliprane, aspirine) et certains anti-inflammatoires non stéroïdiens (ibuprofène). En cas d'échec, vous pouvez passer au cran supérieur.

- **Palier 2** : pour les douleurs d'intensité moyenne. Les opioïdes dits « faibles » : les médicaments contenant de la codéine ou du tramadol. Ils sont plus efficaces. Puis, si nécessaire, quand la douleur devient trop forte, vous pouvez passer au cran supérieur.
- **Palier 3** : pour les douleurs aiguës. Les opioïdes dits « forts » : les médicaments contenant notamment de la morphine, de l'oxycodone ou du fentanyl.

Les effets secondaires

Les effets secondaires des opioïdes varient selon les personnes. Ainsi, pour le tramadol, lorsqu'on dépasse la posologie maximale recommandée (400 mg/jour), on s'expose aux risques suivants :

- être cloué dans son lit ou son fauteuil, être en difficulté pour se lever et marcher ;
- ne pas pouvoir fixer ses idées et être dans un flou général ;
- avoir la vision altérée, quand les objets alentour deviennent flous ;
- être privé d'énergie au point de ne pas arriver à marcher ou à se retourner dans son lit ;
- avoir des sortes de visions, par exemple quand le canapé, en face, semble bouger ou grossir ;
- se sentir comme dans de la ouate, enveloppé dans quelque chose de doux qui fait oublier les soucis.

« En été 57, après un accident de voiture, je fus, durant trois mois, la proie de douleurs suffisamment désagréables pour que l'on me donnât quotidiennement un succédané de la morphine appelé le "875" (Palfium). Au bout de ces trois mois, j'étais suffisamment intoxiquée pour qu'un séjour dans une clinique spécialisée s'imposât. Ce fut un séjour rapide, mais au cours duquel j'écrivis ce journal que j'ai retrouvé l'autre jour. »

« Dimanche.
À l'aube.
J'ai dû aller chercher l'infirmière en bas. Je me suis retrouvée assise sur les marches de l'escalier, effondrée, lui répétant d'une voix que je sentais enfantine qu'il y avait plus de six heures que… En remontant avec elle, j'ai eu le sentiment de ce que pouvait être le sentiment de la déchéance. Finalement, elle a consulté l'infirmière-chef (très bien) et me l'a donnée (l'ampoule). Mais je ne veux plus être ainsi martyrisée puisque l'on peut faire autrement. La souffrance me diminue et me fait peur. »

FRANÇOISE SAGAN, *Toxique*

LES BENZODIAZÉPINES : CONTRE L'ANXIÉTÉ ET L'INSOMNIE

Les benzodiazépines (BZD) et molécules apparentées agissent sur le système nerveux central. Leurs principales propriétés pharmacologiques sont anxiolytiques, sédatives, amnésiantes, myorelaxantes (décontractant musculaire) et anticonvulsivantes.

Selon leurs spécificités, les benzodiazépines ont deux indications principales.

- Les benzodiazépines « anxiolytiques » sont prescrites pour traiter les manifestations anxieuses sévères et/ou invalidantes : le trouble anxieux généralisé, le trouble panique, les réactions anxieuses lors du sevrage alcoolique, la phobie sociale, le trouble obsessionnel compulsif, les troubles de l'adaptation après un événement de vie difficile, le stress post-traumatique ou non…

Les principales spécialités sont Lexomil®, Lysanxia®, Nordaz®, Seresta®, Témesta®, Tranxène®, Urbanyl®, Valium®, Vératran®, Victan®, Xanax®.

- Les benzodiazépines « hypnotiques » sont prescrites pour traiter les troubles sévères du sommeil : les difficultés d'endormissement, l'insomnie occasionnelle et transitoire.

Les principales spécialités sont Mogadon®, Nuctalon®, Havlane®.

Toutes les benzodiazépines ne sont donc pas indiquées pour prendre en charge à la fois l'anxiété et l'insomnie. Dix-huit au total sont commercialisées en France.

Un traitement d'appoint

De même que les opioïdes qui soulagent la douleur, les benzodiazépines s'attaquent uniquement aux symptômes et non aux causes d'une anxiété ou d'une insomnie. Ce sont des dépresseurs du système nerveux central, ralentissant donc l'activité du cerveau. Leur association avec l'alcool, qui constitue également un dépresseur, s'avère dangereuse.

Elles sont à considérer comme un traitement d'appoint, qui s'avère efficace sur une période brève. Mais quand elles sont prises sur le long terme, leurs effets secondaires sont nombreux. Lors de mes consultations, j'ai pu constater à quel point ces médicaments apportaient un grand confort à court terme et représentaient une base utile pour gérer les sevrages, en particulier de l'alcool. Mais il est pour moi crucial de vous rappeler que leur utilisation prolongée vous fait courir des risques considérables, alors bien supérieurs aux bénéfices produits. Toutes les benzodiazépines sont délivrées sur ordonnance.

Des troubles cognitifs, en particulier de la mémoire, une confusion, des étourdissements, une baisse de la vigilance voire une somnolence pendant la journée, une accoutumance et une dépendance comptent parmi les principaux effets indésirables des benzodiazépines. Advenant parfois assez vite, ces effets sont directement liés aux doses prises ; ils peuvent s'avérer tenaces et s'aggraver avec le temps. Sans oublier les risques accrus de chutes et de fractures chez les personnes âgées.

Recommandations de prescription

- Si des benzodiazépines s'avèrent indispensables, si on est vraiment dans l'impossibilité de faire autrement, la prescription de benzodiazépines de demi-vie longue est préférable à celle de benzodiazépines de demi-vie courte, qui tendent à être un peu plus addictives. Une « demi-vie » est le temps que met une substance pour perdre dans votre organisme la moitié de son effet.
- Les benzodiazépines hypnotiques doivent être prises sur une durée inférieure à un mois.
- Les benzodiazépines anxiolytiques doivent être prises sur une durée inférieure à trois mois.
- Dès la première prescription, le médecin doit discuter avec vous des conditions du traitement, des précautions à respecter, des effets indésirables, des modalités d'arrêt du médicament, de la réévaluation de l'intérêt du traitement.
- Parlez de tout cela avec votre médecin traitant.

Source : Haute Autorité de santé (HAS), 2018.

RETRACEZ VOTRE HISTORIQUE

Dans un premier temps, vous pouvez répondre à des questions simples afin de faire l'historique de votre prise de médicament(s) et de votre dépendance. Soyez le plus précis possible.

- Quelles sont les principales raisons pour lesquelles vous avez commencé à prendre ces médicaments ?

- À quel moment avez-vous consommé sans prescription ?
- Qu'est-ce qui vous plaît dans le fait de continuer à prendre ces médicaments ?
- Qu'est-ce qui vous déplaît dans le fait de continuer le traitement que vous prenez depuis longtemps ? Votre rythme de vie ? vos cernes ? la perte d'appétit ?
- En quoi ces médicaments vous ont-ils causé des problèmes ?

Ensuite, vous pouvez remplir la grille d'évaluation ci-dessous pour connaître votre éventuelle dépendance et évaluer quelques-uns de ses effets secondaires. Si cette « échelle cognitive d'attachement aux benzodiazépines » (ECAB) a été conçue pour un type particulier de médicaments, elle reste valable pour tous les autres auxquels vous seriez addict.

Les 10 questions concernent certaines idées que vous pouvez avoir sur les médicaments que vous prenez. Si une proposition correspond à ce que vous pensez, cochez la case « vrai ». Sinon, cochez la case « faux ». Il est indispensable de répondre à toutes les propositions, même si vous n'êtes pas très sûr de votre réponse.

Attribuez 1 point pour toutes les réponses « vrai » et 0 point pour toutes les réponses « faux », sauf pour la question 10 : 0 point pour « vrai » et 1 point pour « faux ».

1. Où que j'aille, j'ai besoin d'avoir ce médicament avec moi.

☐ Vrai ☐ Faux

2. Ce médicament est pour moi comme une drogue.

☐ Vrai ☐ Faux

3. Je pense souvent que je ne pourrai jamais arrêter ce médicament.

☐ Vrai ☐ Faux

4. J'évite de dire à mes proches que je prends ce médicament.

☐ Vrai ☐ Faux

5. J'ai l'impression de prendre beaucoup trop de ce médicament.

☐ Vrai ☐ Faux

6. J'ai parfois peur à l'idée de manquer de ce médicament.

☐ Vrai ☐ Faux

7. Lorsque j'arrête ce médicament, je me sens très malade.

☐ Vrai ☐ Faux

8. Je prends ce médicament parce que je ne peux plus m'en passer.

☐ Vrai ☐ Faux

9. Je prends ce médicament parce que je vais mal quand j'arrête.

☐ Vrai ☐ Faux

10. Je ne prends ce médicament que lorsque j'en ressens le besoin.

☐ Vrai ☐ Faux

Score et interprétation des résultats

Si vous avez un score égal ou supérieur à 6, vous souffrez probablement des troubles liés aux médicaments que vous prenez.

Étape 1 : le diagnostic

Selon le médicament qui vous a été prescrit, la durée de votre traitement et les doses que vous prenez, le médecin fait le point avec vous. Son approche se fait en plusieurs étapes :

- dresser l'historique de votre consommation ;
- comprendre votre dépendance ;
- établir des bilans somatique, psychologique et social : quel est votre état de santé physique ? Des examens et des analyses biologiques ou complémentaires sont-ils nécessaires ? Quelle est votre relation aux médicaments ? Quelle est votre humeur ? Comment se passe votre vie professionnelle, amicale, affective ou familiale et en quoi votre dépendance aux médicaments l'a-t-elle ou non affectée ? Autant de questions à voir avec votre médecin.

LES DEUX FORMES DE DÉPENDANCE

Parce qu'ils agissent tous deux sur votre système nerveux central, les opioïdes et les benzodiazépines risquent de créer en vous une tolérance : votre corps s'habitue à la substance et devient de moins en moins sensible à ses effets, ce qui vous pousse à augmenter le nombre de prises et de doses. Puis vient la pharmacodépendance.

Dans le cas des opioïdes, la dépendance physique se manifeste, en cas d'arrêt, par une tachycardie ou de l'hypertension artérielle, des diarrhées, des nausées ou des vomissements, de l'agitation, de l'anxiété ou de l'insomnie, des douleurs musculaires et articulaires… Dans le cas des benzodiazépines, cette dépendance peut prendre la forme de troubles du sommeil ou d'insomnie, d'agitation, d'irritabilité ou d'anxiété, de maux de tête, d'épisodes épileptiques, de douleurs musculaires…

Quant à la dépendance psychologique, elle est très forte, car les médicaments ont mis en jeu, dans votre cerveau, le fameux « circuit de la récompense » en soulageant vos symptômes si désagréables (voir p. 46). Dès lors, comment s'en passer ?

Léo – Errance médicale, alcool et opioïdes

> *C'est un grand jeune homme au visage tourmenté et au débit rapide que je rencontre en consultation. Léo vit chez ses parents dans un environnement favorable et a entamé des études. Il avait un job de barman mais l'a perdu à cause*

de ses excès d'alcool. À l'âge adulte seulement, il a été diagnostiqué TDAH (un trouble du neurodéveloppement qui se manifeste par un déficit de l'attention, une hyperactivité et une impulsivité, et qui peut avoir des répercussions graves). Enfant, il a connu une errance médicale.

Depuis l'âge de 19 ans, Léo prend de la Ritaline, un psychostimulant destiné aux jeunes diagnostiqués TDAH. Ce médicament à base d'amphétamine est très appréciable s'il est dosé et administré correctement. Avec un suivi psychologique, tout aurait pu bien se passer. Mais la Ritaline est arrivée trop tard et n'a pu empêcher la prise d'alcool, de cocaïne et de médicaments opioïdes. Léo buvait beaucoup (de vodka) pour chasser l'ennui et la déprime, recherchant ses effets désinhibants et excitants. Il a été violent et autodestructeur, a vécu dans la rue, a volé, a été en garde à vue… Et pour combattre ses problèmes de sommeil, il s'est tourné vers les médicaments qui ont pris une place majeure dans ses consommations addictives, avec codéine et tramadol : Léo en a fait une crise d'épilepsie, ce qui est fréquent. Il s'est alors dirigé vers les benzodiazépines (Lexomil et Xanax). Quand il a commencé à en abuser, son généraliste lui en a refusé le renouvellement. Léo s'en est procuré sur le dark web. Il a aussi mélangé l'alcool aux boissons énergisantes, a fumé du cannabis et des cigarettes, a sniffé de la kétamine. Et s'est mis aux jeux d'argent…

Talentueux, inventif, possédant un haut potentiel, Léo est dans une situation dramatique. Je lui ai proposé de faire un bilan pour psycho-construire une relation de soins, avec contrat de soins. Pour commencer, je lui ai prescrit une hospitalisation de trois semaines : cette cure lui a permis de prendre du recul sur sa consommation, même s'il prétend être capable de s'arrêter quand il veut. Les médicaments ont nécessité l'apport d'une psychothérapie adaptée, s'inscrivant dans la durée.

La démarche a été de baisser peu à peu sa consommation d'opioïdes en évitant, à ce stade, de proposer un traitement de substitution aux opioïdes (TSO). Parce que Léo pouvait très bien mésuser ce traitement et que des précautions étaient à prendre. Aujourd'hui, il continue à se soigner et à être suivi dans mon service. Le plus important est de maintenir ce lien, car dans ses moments d'impulsivité Léo pourrait provoquer une rupture de soins des plus néfastes.

ABORDEZ LE SEVRAGE

Pour vous permettre de surmonter la dépendance tant physique que psychologique qui est associée à ces médicaments, il est important de connaître les stratégies de sevrage et de soutien qui peuvent vous être proposées. Car lutter contre cette addiction ne peut se faire que sur le temps long.

Vous avez retracé l'historique de votre dépendance et évalué le degré de votre addiction grâce au questionnaire précédent. Désormais, pour réduire votre consommation puis tenter de parvenir à un sevrage complet, vous avez besoin d'aller consulter votre médecin traitant ou un addictologue. Sachez qu'il n'existe pas encore à ce jour de stratégie d'arrêt par réduction progressive qui ait été véritablement validée. Dans le cas des opioïdes, des douleurs de sevrage peuvent advenir si la réduction se fait de manière trop rapide : cela signifie que le médicament a provoqué chez vous une dépendance physique.

Étape 2 : un sevrage long et complexe

- Une diminution lente et planifiée des opioïdes ou des benzodiazépines est mise en place par votre médecin.
- Dans le cas des opioïdes, il convient de trouver des alternatives pour soulager votre douleur chronique.
- Dans le cas des benzodiazépines comme des opioïdes, deux médicaments de substitution sont disponibles pour prévenir la tolérance et la dépendance : la méthadone et la buprénorphine (le Subutex® par exemple). Ce sont des opioïdes dits « forts » (voir p. 214), à longue durée d'action : on déplace donc le problème vers un médicament moins addictogène. Mais leur arrêt nécessite une cure de plusieurs semaines, durant laquelle le dosage est peu à peu baissé. Pour vous éviter de craquer et de prendre plusieurs doses de méthadone – ça arrive ! –, celle-ci est toujours associée à de la naloxone, son antidote : elle renverse ainsi les effets de cette intoxication aux opioïdes.
- Le sevrage s'effectue sur une longue période, allant jusqu'à plusieurs mois.
- Pendant ce temps, dans le cas des benzodiazépines, il est important que vous et votre médecin évaluiez non seulement vos signes anxieux mais également vos épisodes dépressifs, voire maniaques. Un traitement adéquat peut

alors être mis en place. Un anxiolytique n'appartenant pas à la famille des benzodiazépines peut aussi vous être recommandé. Les traitements de fond, destinés à déceler les causes de votre anxiété ou de votre insomnie, sont également à envisager et à privilégier. Plutôt que de vous proposer de masquer encore vos symptômes, le médecin cherchera avec vous tout ce qui peut générer ces troubles.

- Des approches thérapeutiques alternatives peuvent enfin vous être proposées : thérapies cognitives et comportementales (TCC, voir p. 88), relaxation, méditation ou autres interventions non pharmacologiques.

Les médicaments et l'urgence de la recherche

ÉTAT DES LIEUX

Les médicaments occupent une place de plus en plus grande dans les substances psychoactives. Citons notamment les opioïdes, les benzodiazépines et la prégabaline (Lyrica® et génériques), indiquée notamment dans le traitement de l'anxiété généralisée. Aux États-Unis, ils font 400 000 morts par an, et les overdoses ont doublé en dix ans…

En matière de prescription, il faut impérativement respecter les recommandations de la Haute Autorité de santé (HAS) ; celles de 2018 constituent la référence. Afin de lutter contre la persistance des cas de mésusage, de dépendance, d'abus et de surdosage, plusieurs décisions supplémentaires du ministère de la Santé ont été prises : depuis mars 2025, tous les médicaments contenant de la codéine, de la dihydrocodéine et du tramadol doivent faire l'objet d'une ordonnance sécurisée et leur durée maximale de prescription est de trois mois.

En matière de recherches, il y a nécessité à financer davantage toutes celles qui portent sur le sevrage et le maintien de l'abstinence aux benzodiazépines chez les personnes suivant des traitements à long terme. Il faut les aider à surmonter la dépendance physique et psychologique associée à ces médicaments.

Les opioïdes en chiffres

- En vingt ans, en France, la consommation globale de médicaments opioïdes a été multipliée par 3.
- En 2017, plus de 1 Français sur 6, soit 17 % de la population, a reçu pendant l'année au moins une prescription d'antidouleurs opioïdes dits « faibles », selon l'Observatoire français des médicaments antalgiques (OFMA).
- Entre 2004 et 2017, les prescriptions annuelles ont augmenté de 123 % pour le Tramadol et de 150 % pour les médicaments contenant de la codéine.
- Plus de 12 millions de boîtes de Tramadol sont désormais prescrites chaque année. Il devient le médicament le plus dévastateur selon l'OFMA.

Les nouveaux produits de synthèse : comment s'y retrouver ?

Mais que sont ces « nouvelles drogues », ces « nouveaux produits de synthèse » (NPS), officiellement appelés « nouvelles substances psychoactives » et apparus depuis plusieurs années déjà ? Ces *designer drugs*, ou *research chemicals* (RC), sont pour la plupart réalisés en laboratoires clandestins. Certains ne sont pas encore classés parmi les stupéfiants et, à ce titre, échappent à la législation. Car leur fabrication puis leurs modes de promotion et de diffusion vont vite, très vite. Ces nouvelles drogues qui plaisent tant aux jeunes ont depuis les années 2020 déferlé comme une vague dans tous les territoires en France, dans les soirées et dans les fêtes. Sur Internet, sur les réseaux sociaux, dans les chansons des rappeurs américains et français, d'Eminem à Kanye West et de Booba à Kery James, on entend beaucoup parler d'elles.

Les NPS constituent un groupe très hétérogène. Certains imitent les effets d'anciennes drogues illicites, du cannabis à la cocaïne. D'autres détournent l'usage d'un médicament ou d'un produit courant et légal. Certains ont des propriétés hallucinogènes ou euphorisantes, d'autres désinhibent ou créent une ivresse, d'autres encore augmentent le désir sexuel. Tous tendent déjà à remplacer les drogues synthétiques de première génération, comme l'ecstasy ou les amphétamines. Car tous sont plus puissants, plus dangereux, et leur composition sans cesse modifiée par les trafiquants reste difficile à identifier. Accessibles et livrés à domicile en toute discrétion, ils sont aussi moins coûteux que les produits précédents.

Ecstasy, cannabinoïdes de synthèse, cathinones de synthèse, GHB/GBL, méthamphétamine, kétamine, « cocaïne rose », poppers, protoxyde d'azote… Si vous – ou l'un de vos proches, enfant ou ami – consommez l'un de ces produits, vous prenez de grands risques.

EN DÉTRESSE

C'est le plus souvent aux urgences psychiatriques que nous rencontrons les consommateurs de NPS. En grande détresse. Pour leur venir en aide et savoir ce qu'ils ont pris, des prélèvements de sang ou de cheveux sont réalisés, et on tente de trouver la réponse à certaines questions : quels sont les composés chimiques des drogues consommées ? Quelle quantité a-t-elle été ingérée ? Depuis combien de temps ? Quand ils consultent dans un service hospitalier – ce qui est rare –, c'est qu'ils ont sur le moment un problème avec un produit ; ils reviennent le plus souvent et nous pouvons entamer une prise en charge classique. Ils peuvent aussi être amenés par la police, ou par leurs parents, ou parce qu'ils ont eu un *bad trip* : ils sont dans la confusion, dans un état de panique. On peut alors saisir le produit et analyser sa composition. Après avoir fait l'inventaire de leurs symptômes, j'essaie de connaître la fréquence et les circonstances de leur consommation : ont-ils changé de produit ? Ont-ils pris autre chose sans vérifier ?

LES RISQUES (CONNUS) DES NPS

- La perte de la maîtrise de vos consommations.
- La désocialisation.
- La perte d'intérêt pour tout ce qui vous entoure.
- La dégradation de votre santé psychique (grande agitation, état confusionnel, tremblements, attaques de panique, hallucinations...).
- La décompensation de maladies psychiatriques, la survenue possible d'une schizophrénie, d'une paranoïa, d'une dépression.
- Des troubles cardiaques, avec de très fortes douleurs dans la poitrine (allant jusqu'à l'infarctus).
- En cas de surdose, il y a un risque de décès, dès la première prise et même la première fois.

L'ecstasy

Aux principaux produits de synthèse de « première génération » appartenaient notamment le LSD et les amphétamines, qui sont des psychostimulants, euphorisants et hallucinogènes. À cette famille appartient aussi l'ecstasy, dont la MDMA (3,4-méthylènedioxyméthamphétamine) est le principe actif. Elle est vendue le plus souvent sous la forme de pilules, mais aussi de poudre ou de cristaux. Dans mes consultations, j'entends souvent des personnes qui abusent du cannabis ou de la cocaïne et qui, au détour d'une phrase, me disent qu'en soirée ils consomment aussi de l'ecstasy de temps en temps. Ce produit n'est pas banal pour autant : il peut entraîner des déficits neurologiques et avoir une action durable sur certaines zones du cerveau. Avec ces pilules, certains patients risquent de tomber dans des dépressions, après l'excitation durant la fête – c'est ce qu'on appelle le « crash ».

LES CANNABINOÏDES DE SYNTHÈSE

Le cannabis de synthèse (CS) fait actuellement fureur auprès des adolescents. Il ne contient pas de THC mais des molécules qui imitent son effet. D'un faible coût, ces cannabinoïdes se présentent le plus souvent sous une forme liquide dans les cigarettes électroniques, ou en poudre, ou encore en herbe à fumer ; ils sont souvent vendus dans de petits sachets comme encens à brûler, « impropre à la consommation »... Ces produits sont beaucoup plus forts, dangereux et addictifs que le cannabis naturel : selon les cas, leur puissance peut être jusqu'à 200 fois supérieure. Les consommer à un âge précoce peut vite faire basculer dans la dépendance.

- Les effets recherchés sont de l'euphorie, de la joie et du rire, une sensation de détente, des hallucinations.
- Ces produits peuvent provoquer de l'angoisse, de la confusion, une attaque de panique, des attaques de déréalisation (ou dépersonnalisation), des crises convulsives, des tremblements et des maux de tête, des nausées et des vomissements, une sensation d'étouffement, une détresse respiratoire... Cela est accentué en cas de prise simultanée d'alcool.
- Les risques encourus sont des intoxications aiguës, de l'hypertension artérielle, des troubles neurologiques, psychiatriques et cardiaques potentiellement graves.
- Le risque de surdose est particulièrement élevé alors qu'il n'existe pas avec le cannabis naturel. Il peut aller jusqu'au décès, car la concentration en substances psychoactives varie beaucoup d'un lot à un autre, même sur ce que l'on pense être le même produit.

Principaux cannabinoïdes de synthèse

Le marché sur Internet évoluant très vite, les noms des produits peuvent avoir changé.

- Quelques appellations commerciales : Buddha Blue, Pète ton crâne (PTC), K2, Herbe chamanique, Spice, Spice Gold, Spice Silver, Spice Diamond, Yucatan Fire, Algerian Blend, Sence, Chill X, Smoke, Genie, Black Mamba, Mojo, AK-57, Carat Gold.

- Quelques appellations avec initiales (de scientifiques ayant synthétisé la molécule, ou de dérivés de composants chimiques) : JWH-018, JWH-073, HU-210, CP 47,497, MDMB-4en-PINACA...

Benoît – Victime de dépersonnalisation

Depuis qu'il a consommé certaines drogues de synthèse, Benoît ne parvient pas à surmonter un sentiment de dépersonnalisation. Il est aussi victime d'attaques de panique. Il vit des moments de déréalisation : il ne sait plus où il est et reste hagard pendant de longs moments.

Âgé de 19 ans, Benoît vient en consultation avec sa mère. J'établis avec lui une relation empathique. Il mène des études en province, loin de sa famille. Depuis les troubles qu'il a ressentis, il va de plus en plus mal. Il s'est décidé à en parler à sa mère et à lui avouer que cela provenait d'une consommation de produits de synthèse. Trois mois plus tard, il revit encore ces attaques, qu'il continue de redouter. Il dit qu'il n'est plus le Benoît d'avant. Tout a changé en lui et il me fait part de son angoisse : « Ce produit a-t-il perturbé mon cerveau ? »

Il me raconte ses consommations fréquentes et ponctuelles d'ecstasy. Puis on lui a proposé du cannabis de synthèse. « C'est à cause de cela ? » m'interroge-t-il. Je confirme, lui expliquant que ces cannabinoïdes de synthèse (CS), sou-

vent fortement dosés, peuvent déclencher ces attaques de panique, ou bien un trouble panique parfois associé à un sentiment de déréalisation, si pénible pour lui. Je l'informe de leurs effets, très puissants, qui risquent de provoquer des intoxications.

L'entretien s'est bien passé. Benoît s'est senti écouté et compris. Je lui ai proposé des soins : une thérapie adaptée, dont les étapes seront guidées par l'évolution de sa situation.

LES CATHINONES DE SYNTHÈSE

Cette famille de NPS regroupe des produits dérivés de la cathinone naturelle, l'un des principes actifs du khat : les feuilles de cet arbre poussant dans les régions de la mer Rouge étaient mâchées depuis l'Antiquité pour leurs propriétés euphorisantes et stimulantes. Le khat est interdit en France depuis 1957.

À ce jour, il existe plus d'une cinquantaine de cathinones qui, toutes, font l'objet d'un classement générique comme stupéfiants ; certaines sont plus ou moins diffusées selon les pays, en Europe, aux États-Unis et ailleurs. Elles se présentent sous la forme de cristaux, de poudres de couleurs variables, parfois de comprimés, et sont vendues avant tout sur Internet à un tarif très bas, donc incitatif pour un public de plus en plus large et jeune. Elles revêtent parfois des appellations telles que « sels de bain », « engrais », « produits chimiques destinés à la recherche non consommables par l'être humain »… Elles sont le plus souvent prises par voie orale, sniffées ou injectées dans le cadre du chemsex (voir p. 257). Elles tendent à imiter les sensations ressenties avec la cocaïne, les amphétamines et l'ecstasy.

- Les effets recherchés sont de l'euphorie et du bien-être, une désinhibition, une excitation motrice, de l'empathie et une amélioration du contact avec les autres, une vigilance accrue, une rapidité d'agir et de penser, une conduite dopante, un accroissement de la stimulation et de la performance sexuelle.
- Leur potentiel addictif est grand : le syndrome de manque est caractérisé par de la fatigue, un dysfonctionnement du système immunitaire, de la tristesse, une absence de motivation et de plaisir, des problèmes de concentration, des troubles du sommeil, des maux de tête... Le *craving* (cette envie irrépressible de consommer) est tenace.
- Les risques encourus sont nombreux, variables et touchent tous les domaines tant physiques qu'addictologiques, psychiatriques que sociaux. Des troubles psycho-comportementaux apparaissent notamment : des crises de panique prolongées, des hallucinations, des idées noires, des délires ou des épisodes dépressifs. Ce sont parfois des crises de paranoïa : on imagine qu'on nous veut du mal, qu'on nous persécute, qu'on est surveillé par des ennemis imaginaires. De nombreux décès ont été signalés. Par ailleurs, le partage de pailles ou de seringues augmente les risques d'infections.

Les cathinones de synthèse les plus courantes

- Méphédrone, ou « 4-MMC », ou « Miaow miaow », « Miaou miaou », « Drone », « Meph », « Mcat »
- 3-MMC
- 3-CMC ou 4-CMC
- 3-MEC ou 4-MEC
- Méthylone
- MDPV
- a-PVP
- Mélanges de cathinones sous la dénomination « NRG » : NRG-1, NRG-2 ou NRG-3
- Ethcathinone

LE GHB, LA GBL ET LE BD

Le gamma-hydroxybutyrate (GHB) est une drogue de synthèse qui possède des effets amnésiants et sédatifs : ce psychotrope et puissant dépresseur du système nerveux central est également appelé « ecstasy liquide », « G » ou « liquide X ». En médecine, ce médicament est actuellement utilisé dans certaines anesthésies préopératoires ainsi que dans le traitement de la narcolepsie (un trouble du sommeil chronique). Détourné de cet usage premier, le GHB se présente avant tout sous la forme d'un liquide incolore et inodore, au goût amer, ou parfois en poudre blanche ; il peut être bu, mélangé à une boisson, ou injecté. Il est classé parmi les stupéfiants.

Le GHB a peu à peu été supplanté par deux substances chimiques, deux solvants industriels liquides qui, une fois ingérés dans notre organisme, se transforment en GHB. Ces précurseurs sont la gamma-butyrolactone (GBL) et le 1,4-butanediol (BD). Leurs actions sont identiques, mais plus rapides et plus brèves. Ils sont désormais interdits à la vente.

- Les effets recherchés sont une euphorie, une désinhibition et un apaisement, une ivresse ressemblant à l'ivresse alcoolique, accompagnée d'un sentiment de facilité pour faire tout ce qu'on veut, l'augmentation de la sensibilité et du désir sexuel, la relaxation musculaire…
- Le GHB est difficile à doser. Les risques encourus sont, en cas de surdosage, des nausées, des sensations de vertige, une hypotension artérielle, somnolence, voire une détresse respiratoire et une perte de connaissance. À noter : le GHB intervient parfois dans les cas de soumission chimique, surtout quand il est associé à de l'alcool, en particulier lors de soirées festives. Parfois appelé la « drogue du viol », il peut plonger une personne dans un état d'inconscience et provoquer une amnésie.

LA MÉTHAMPHÉTAMINE

Appartenant à la famille des phényléthylamines comme l'amphétamine et l'ecstasy, cette drogue de synthèse est également appelée « Ice », « Glass », « Meth », « Crystal », « Crystal meth », « Speed », « Tina », « Yabaa »… Les effets de ce stimulant sont beaucoup plus puissants et durables. La méthamphétamine se présente sous la forme de cristaux, mais aussi de poudre ou de comprimés. Elle peut être sniffée, inhalée, ingérée, injectée… Si elle reste encore utilisée en France en usage confidentiel, son implantation est grande aux États-Unis. Son prix est élevé, quinze à vingt fois supérieur à celui des cathinones de synthèse.

- Les effets recherchés sont l'excitation et l'euphorie – semblable à celle apportée par la cocaïne –, le sentiment de puissance, l'augmentation de la vigilance et de la concentration, l'atténuation de la sensation de fatigue. Des effets vite suivis par une phase de descente de plusieurs jours. Les effets sont longs et peuvent durer jusqu'à douze heures.
- Les risques encourus sont avant tout des troubles psycho-comportementaux – des crises de panique, des hallucinations, des idées suicidaires, un possible sentiment de persécution… La tension artérielle est augmentée, ce qui peut provoquer un AVC, avec des conséquences parfois fatales. Des convulsions sont également possibles ; une altération du rythme cardiaque peut entraîner des troubles cardiaques ou cérébraux, allant jusqu'au décès.
- Une consommation en grande quantité ou sur la durée endommage les aires cérébrales qui contrôlent le mouvement et la pensée, engendrant des troubles de la coordination, des pertes de mémoire, des tremblements et des pensées dépressives, ainsi que des hallucinations visuelles et auditives délirantes, et des fourmillements – on peut penser que des insectes grouillent sur tout le corps, que des voisins utilisent des appareils pour faire vibrer son appartement…
- Les décès dus à la méthamphétamine sont en hausse.

LA KÉTAMINE

À l'origine, la kétamine est un médicament anesthésiant d'action rapide. Son anesthésie dite dissociative diminue l'activité cérébrale, engendrant une déconnexion sans provoquer de véritable sommeil. Au réveil, les patients témoignent le plus souvent d'une amélioration notable de leur humeur et d'une réduction de leur anxiété : ce constat a poussé des chercheurs à élaborer des protocoles comparant les effets de la kétamine à ceux des antidépresseurs, dans le cadre d'une prescription à des personnes présentant un état dépressif majeur, voire des idées suicidaires (sous la forme d'une pulvérisation nasale avec le Spravato). Il n'est donc pas étonnant que la kétamine ait alors été détournée de son usage initial pour devenir un produit psychoactif et dissociatif recherché. Ce médicament constitue donc aussi une drogue de synthèse classée parmi les stupéfiants et se vend sous la forme de fins cristaux ou de poudre blanche, le plus souvent sniffée, ou sous une forme liquide. Citons parmi ses surnoms : « Spécial K », « K », « Kéta », « Ké », « Kéké », « Kate »…

- Les effets recherchés sont un apaisement, une sensation de bien-être, l'atténuation de la sensation de douleur, une stimulation, une empathie.

- À fortes doses apparaissent des effets dissociatifs : des hallucinations, une perception déformée des personnes et des choses, un sentiment de temps arrêté, une perte de contact avec la réalité, des visions effrayantes, un problème d'équilibre, une perte de conscience, l'incapacité de bouger, une impression de mort imminente, l'altération de la sensation de son propre corps, avec l'impression de le quitter, d'en être disloqué, séparé, de flotter au-dessus de lui… Le « K-hole », ou trou noir, désigne l'ensemble de ces troubles à l'intensité très angoissante. Les *bad trips* peuvent durer plusieurs jours, de même que le sentiment de rester « scotché », « perché ».

- Les risques sont également des blessures ou des chutes qu'on découvre après sa consommation. Des comas et des décès peuvent survenir quand la kétamine est associée à de l'alcool ou au GHB/GBL.

LA « COCAÏNE ROSE »

La cocaïne a donné son nom à une déclinaison d'autres substances psychoactives, par exemple la toute nouvelle « cocaïne rose », également appelée « pink C », « pink powder », « tuci », « tucibi » (pour 2C-B) ou « coke chinoise ». Contrairement à cette dénomination, cette drogue émergente et encore rare ne contient pas de cocaïne mais est constituée d'un mélange d'autres produits, le plus souvent de la kétamine et de l'ecstasy, avec l'ajout d'un colorant tendance et « glamour »…

- Les effets recherchés sont hallucinogènes et stimulants, d'une intensité fluctuante. Ils sont souvent suivis d'une descente difficile sur le plan psychique, avec tristesse, anxiété et idées noires.

- Les risques sont, en cas de surdosage, une dissociation et une décorporation, ainsi que des comas, des overdoses, un K-hole…

LES POPPERS

« Pop » est le bruit sec fait par les dérivés du nitrite à l'ouverture des ampoules qui renfermaient autrefois ces liquides jaunâtres, volatils et inflammables. Comme souvent, ce produit psychoactif a détourné un médicament vasodilatateur (qui dilate les vaisseaux sanguins), prescrit pour traiter des maladies cardiaques. Présentés aujourd'hui dans de petits flacons aux couleurs vives, les poppers promettent à leurs jeunes usagers des inhalations euphorisantes très brèves, de quelques minutes. Interdits puis à nouveau autorisés depuis 2021, ils sont devenus accessibles et se sont banalisés dans les lieux de la fête et de la nuit, et dans les sex-shops. Les poppers sont en vente libre mais interdite aux mineurs, et viennent tout de suite après le cannabis en termes de consommation. Leurs appellations commerciales sont nombreuses : Rush Original, Iron First, Amsterdam, Jungle Juice…

- Les effets recherchés sont une euphorie, une forme d'ivresse, une sensation de chaleur, un éblouissement, des hallucinations, une relaxation musculaire, une intensification de l'excitation sexuelle.
- Lors d'un surdosage et d'une intoxication aiguë, les risques sont une hypotension artérielle, des troubles cardiovas-

culaires, une anémie, une perte persistante de l'acuité visuelle, des maux de ventre et de tête, une hypotension artérielle et des troubles cardiovasculaires potentiellement mortels, dont le risque est accru lors de la prise concomitante de certains médicaments comme le Viagra.

Comme pour les colles et les solvants, une inhalation régulière et importante entraîne des irritations et des lésions du nez, des yeux et du visage. Associés à l'alcool, les poppers peuvent provoquer des vertiges et un évanouissement. Si les risques de dépendance sont faibles, les dangers existent bien.

LE PROTOXYDE D'AZOTE

On l'appelle gaz hilarant, N_2O, oxyde nitreux, bonbonne ou encore « proto » pour les intimes… Le protoxyde d'azote est un gaz stocké d'ordinaire dans des bonbonnes, des aérosols, des cartouches ou des siphons dont l'usage est courant – dans l'industrie, la médecine, la vie domestique… Détourné de ses usages initiaux, ce gaz est transféré dans de simples ballons de latex puis aspiré par la bouche. Il devient alors très froid. S'il est un produit courant et licite, sa vente est interdite aux mineurs.

- Les effets recherchés sont une euphorie proche de l'ivresse, des rires incontrôlables, des distorsions sensorielles, auditives et visuelles, une désinhibition, une sensation de flottement et de défonce. Ces effets sont instantanés et très brefs.

« Il m'a fallu quelques cartouches pour trouver
exactement comment faire, mais quand le gaz
a commencé à diffuser dans mon organisme,
j'ai peu à peu ressenti le plein effet du protoxyde d'azote.
Mes doigts se sont engourdis, m'ont démangé,
et un sentiment encore plus profond de détente
m'a submergé. J'ai ouvert les yeux, Patricia et Dean
étaient en train de me regarder.
– Continue, a fait Dean, et il s'est empressé
de remplir à nouveau la cartouche. T'y es pas encore.
J'ai inspiré à fond, j'ai empli mes poumons
et soudain je me suis pris l'effet en pleine tronche. »

John R. Helton, *Voyage au bout de la blanche*

- À court terme, les risques sont des engelures et des brûlures au niveau ORL, une perte de conscience, des fausses routes (la suppression du réflexe de la toux et de la déglutition), un pneumothorax, des crises convulsives, un décès par asphyxie.
- À long terme, les risques sont une perte de mémoire, une carence en vitamine B12 entraînant des troubles neurologiques graves, parfois irréversibles, une paralysie des membres inférieurs, une anémie, des troubles psychiatriques comme la dépression et la paranoïa, des troubles cardiovasculaires, des troubles addictifs avec syndrome de sevrage.

Gaz hilarant : danger !

J'alerte sur la progression impressionnante du gaz hilarant. Il y a quelques années, sa consommation était anecdotique : de rares personnes venaient à ma consultation, plutôt jeunes, issues notamment d'écoles de commerce, d'universités, de facultés de médecine ou de pharmacie. C'était lors de leurs soirées que ce gaz était présent. Si tout le monde avait, bien entendu, noté la présence de ces petites cartouches en Inox et du ballon de baudruche qui leur était associé, cela n'a pas inquiété. Puis cette tendance a été révélée par la presse au grand public, et l'étude COSYS 2018 a fait état de la diffusion de cet effet de mode : + 6,2 % chez les étudiants, + 3 % chez les étudiantes. À noter : la Grande-Bretagne a interdit la détention de protoxyde d'azote pour usage récréatif, et le 6 mars 2026, en France, le Sénat vient d'adopter une proposition de loi pour pénaliser « l'usage détourné » du protoxyde d'azote.

Dans les années 2020, le gaz hilarant est devenu une véritable industrie. Des livraisons de bonbonnes et de ballons de plus en plus gros sont faites lors des soirées festives. Les jeunes filles surtout en sont devenues des utilisatrices régulières, alors que les garçons étaient tout d'abord majoritaires.

Les troubles neurologiques graves provoqués par l'inhalation du protoxyde d'azote sont encore méconnus et sous-estimés. Quand des symptômes persistent sur le long terme, cela devient très inquiétant. Car ce produit peut causer une polynévrite des membres inférieurs, c'est-à-dire une paralysie des jambes : cette maladie inflammatoire touche en effet les nerfs périphériques. Dans ma consultation, je vois arriver des jeunes filles en chaise roulante, souffrant d'atteintes neurologiques. Elles sont addictes au gaz hilarant et veulent essayer de décrocher, ce qui est complexe. Après avoir consulté un spécialiste, elles présentent des signes d'angoisse, s'inquiètent pour leur avenir car elles ont du mal à marcher. Quand je parviens à entamer avec elles une prise en charge, je recours au protocole élaboré pour les nouveaux produits de synthèse (NPS).

ESTIMEZ VOTRE CONSOMMATION

Selon le produit que vous prenez, vous pouvez en premier lieu faire le point sur votre consommation en tentant de répondre à quelques questions. Puis vous pourrez décider d'avancer dans votre réflexion et d'aller voir un médecin.

- Quel produit de type NPS consommez-vous ?
- Prenez-vous un ou plusieurs produits ? Les associez-vous avec autre chose ?
- Dans quel contexte et avec qui consommez-vous ?
- Où en êtes-vous de votre consommation ?
- Que pensez-vous de votre durée de consommation ?
- Depuis combien de temps prenez-vous ce ou ces produits ?
- Que recherchez-vous ? Essayez d'être le plus précis possible.
- Que ressentez-vous exactement ?
- Vos ressentis ont-ils évolué ?
- Quels nouveaux besoins cherchez-vous à satisfaire ?
- D'une manière générale, comment vivez-vous cette consommation ?
- D'après vous, quels sont les risques liés à cette consommation ?

Dans ces questionnements, l'inquiétude est normale et nécessaire, car elle vous fait prendre conscience de l'importance d'agir selon vos objectifs : par exemple aller mieux, réussir vos examens, rester avec votre conjoint, conquérir la personne dont vous êtes amoureux… Faire le point sur vos troubles constitue la deuxième étape. Trouver comment déclencher une amélioration viendra ensuite.

Étape 1 : le diagnostic

Si vous décidez d'aller consulter, le médecin fera le point avec vous sur le(s) produit(s) que vous consommez. Son approche se fait en plusieurs étapes :

- évaluer votre consommation ;
- estimer votre dépendance ;
- des bilans somatique, psychologique et social sont pratiqués : quel est votre état de santé physique ? Des examens et des analyses biologiques et/ou complémentaires sont-ils nécessaires ? Quelle est votre relation aux produits consommés ? Quelle est votre humeur ? Comment se passe votre vie professionnelle, amicale, affective ou familiale et en quoi votre consommation l'a-t-elle ou non affectée ? Autant de questions abordées avec votre médecin.

RESTEZ VIGILANT

Dans votre consommation, tentez de conserver quelques repères, de vous fixer quelques règles.

- Évitez de prendre un produit si vous n'êtes pas bien sur le plan psychologique, si vous ressentez de la déprime, du stress, de l'anxiété, de l'animosité pour tout ce qui vous entoure.

- Espacez si possible les prises. Pour vous aider, notez sur un petit carnet l'heure de votre consommation et la quantité de produit.
- Faites attention aux mélanges de produits que vous faites dans un laps de temps court.
- Soyez très attentif quant aux mélanges. Surtout, n'hésitez pas à consulter un médecin en cas de crise d'angoisse ou de gros problème. Si besoin, appelez les urgences.

RÉDUISEZ VOTRE CONSOMMATION

Pour commencer à diminuer votre consommation, prenez des précautions.

- Planifiez. Si certaines personnes ou certains lieux vous incitent à consommer, évitez-les. Si vous éprouvez des difficultés à ne pas consommer chez vous, ne gardez aucun produit de synthèse à votre domicile.
- Évitez les mélanges : les interactions entre certaines substances possèdent des effets secondaires indésirables. Faites très attention à cela.
- Attention, si vous êtes sous antidépresseur ou sous benzodiazépine, ne mélangez pas avec des NPS, car les effets pharmacologiques de ces derniers, fabriqués dans des laboratoires clandestins, restent méconnus. Un mélange peut s'avérer délétère pour votre santé.
- Cassez votre rythme : si vous consommez une journée, évitez de le faire le lendemain ou le surlendemain. Atten-

dez un peu. Pour réduire votre consommation, il est très important de rompre vos habitudes quotidiennes. Essayez de les bouleverser et de gagner du temps entre deux prises.

- Pensez régulièrement aux raisons pour lesquelles vous voulez arrêter ou au moins diminuer. Concentrez-vous sur des façons plus saines de passer votre temps.
- Dressez l'inventaire de ce que vous pourriez faire. Notez les pensées qui vous traversent l'esprit.
- Faites le point sur ce qui vous plairait : vous promener, commencer ou reprendre un sport, découvrir une activité pratique, culturelle, artistique… Renseignez-vous autour de vous : il existe de nombreux moyens pour y accéder dans des structures municipales par exemple, peu onéreuses pour certaines disciplines. Pensez-y : cela en vaut vraiment la peine.
- Amusez-vous. Si vous essayez d'occuper votre temps libre, choisissez plutôt ce qui vous distrait ou trouvez des techniques ou des stratégies comme la méditation, le yoga, le sport ou un sport de combat afin de remplacer des pensées négatives par des pensées positives.
- Et si vous êtes parvenu jusque-là, peut-être êtes-vous prêt à aborder le sevrage, qui ne peut se faire que dans un cadre médical.

Étape 2 : le sevrage complet

- Votre prise en charge médicale s'inscrit dans le temps long, car elle nécessite une approche pluridisciplinaire, les nouveaux produits de synthèse (NPS) étant très complexes et très difficiles à appréhender. Avant d'aborder le sevrage complet, des méthodes de réduction des risques et des dommages (RdRD, voir p. 31) vous sont proposées.
- Si vous vous faites des injections, utilisez des seringues à usage unique.
- Suivez les conseils sur l'asepsie et les techniques d'injection.
- Une prise en charge des addictions et des comorbidités est organisée.
- Faites attention aux risques sexuels que vous courez (voir aussi le chemsex, p. 257).
- Sachez qu'il n'existe aucun traitement curatif spécifique de l'intoxication aiguë ou de l'addiction aux NPS hors des médicaments opioïdes de synthèse (voir p. 211).
- Surtout, ne baissez pas les bras et continuez dans votre démarche ! Allez aux consultations régulières qui sont planifiées avec vous et qui prennent en compte de nombreux éléments.

De l'ecstay aux NPS : les fléaux de demain

DES PILULES DANGEREUSES

Si la diffusion des drogues de synthèse de seconde génération est alarmante, la banalisation des produits de première génération ne l'est pas moins. À ce dernier groupe appartient le MDMA, le principe actif de l'ecstasy, dont la consommation a augmenté de manière spectaculaire. La France est approvisionnée avant tout par les Pays-Bas, qui sont devenus une usine à production pour toute l'Europe, et les laboratoires clandestins fleurissent partout. L'Hexagone est également devenu une plaque tournante, à partir de laquelle les trafiquants font transiter une partie de l'ecstasy vers la Grande-Bretagne, l'Espagne et les pays du Maghreb, des lieux importants de consommation.

Les personnes qui consomment de l'ecstasy disent l'utiliser d'une façon irrégulière, mais de plus en plus souvent, pour faire la fête, oublier les tracas et le stress. Avec ce petit cachet acheté à l'un des dealers discrètement au bar, on passe « en transe » lors des soirées techno. Les nombreux vendeurs fournissent la pilule pour 10 euros. La nuit dans les grandes villes, on boit de l'alcool, on fume du cannabis et puis, à un moment, on prend l'un de ces bonbons colorés. Indéniablement, l'ecstasy est une drogue de soirée.

Si la consommation de ces pilules s'est banalisée, elles n'offrent aucune garantie quant à leur composition. Elles contiennent parfois d'autres substances, telle la molécule de la 3-MMC ou 4-MMC, ces drogues de synthèse euphorisantes. Devant l'évolution de ce marché, les organisateurs de soirées techno et les pouvoirs publics ont même mis en place un système de test de la qualité des stupéfiants afin d'éviter que la fête dégénère en drame. Car le risque mortel existe : dans les *rave parties,* dans le monde de la nuit, on danse, on boit de l'alcool, on amplifie peu à peu sa consommation de cocaïne, et ensuite on passe à l'ecstasy. C'est alors que le risque cardiaque existe, notamment si on oublie de boire de l'eau. En 2023, plusieurs personnes sont mortes par overdose de MDMA à Paris.

L'ecstasy en chiffres

- 1 adulte sur 12 a déjà consommé de l'ecstasy au cours de sa vie.
- En région parisienne, entre 2021 et 2023, sa consommation a grimpé de 45 %, selon le rapport de l'Agence de l'Union européenne sur les drogues (EUDA) qui s'appuie sur l'analyse des eaux usées du site Paris Seine Centre.
- En 2023, 48 laboratoires clandestins d'ecstasy ont été démantelés par les forces de l'ordre, dont 27 en Belgique, 13 aux Pays-Bas et 1 en France.
- En 2023, la police a saisi 4 millions de comprimés d'ecstasy en France.

ILS INONDENT LA PLANÈTE

Les nouveaux produits de synthèse (NPS) appartiennent à une famille de stupéfiants qui a le plus progressé, selon les dernières tendances de l'OFDT. Ils inquiètent grandement les professionnels de santé et les organismes de prévention. Les trafiquants en tirent des revenus considérables, ciblant toutes les populations, mais avant tout les jeunes, inondant la planète de molécules aux effets incontrôlables, aux manifestations cliniques inédites, demandant aux soignants d'adapter sans cesse leurs prises en charge.

En février 2023, le grave accident de la route provoqué par l'humoriste Pierre Palmade, sous l'emprise de cocaïne et de 3-MMC, a beaucoup fait parler de ces produits. Il faut prévenir les risques, encadrer les usages et réprimer les trafics, résume la Mission interministérielle de lutte contre les drogues et les conduites addictives (MILDECA). C'est le fléau de santé publique de demain !

Les NPS en chiffres

- 101 nouvelles substances ont été signalées au « système d'alerte rapide » de l'Union européenne en 2014, contre 81 en 2013. Cela porte à plus de 450 le nombre total de substances surveillées par l'Agence de l'Union européenne sur les drogues (EUDA). Plus de la moitié d'entre elles ont été identifiées durant ces dernières années.
- Selon une enquête menée lors de la journée Défense et Citoyenneté en 2017, près de 4 % des adolescents interrogés reconnaissent avoir consommé un nouveau produit de synthèse, avant tout un cannabinoïde.

Le chemsex, dans l'enfer slam

Le « chemsex », qu'est-ce que c'est ? C'est une prise de drogues associée à des rapports sexuels, c'est du « sexe sous produits », le mot contractant l'anglais *chemicals*, qui désigne les drogues illicites. S'il a été tout d'abord pratiqué dans le milieu gay, il concerne désormais tous les milieux, qu'ils soient homosexuels ou hétérosexuels. Drogues et sexe s'enchaînent en soirée pendant des heures, voire des jours, avec différents partenaires, à la recherche de plus de désir et de plaisir, de performances et de sensations inconnues auparavant. Des soirées le plus souvent planifiées et organisées sur des applications, qui rendent les rencontres plus rapides, plus immédiates, et dans des contextes privés.

Peut-être êtes-vous récemment devenu un « chemsexeur », qui associe substances psychoactives et relations sexuelles dans des « plans chems » à plusieurs, ou « plans planants » ? Peut-être vous sentez-vous très seul, en plein désarroi, inquiet des conséquences de votre dépendance ?

LES PLANS CHEMSEX

Si dans les années 1990 les plans chemsex se déroulaient avant tout avec de la cocaïne et de l'ecstasy, les nouvelles drogues ont pris le dessus – comme ailleurs – au tournant des années 2000 : ce sont les cathinones de synthèse avant tout, mais aussi le GHB, la méthamphétamine, la kétamine (voir les NPS, p. 230).

Les cathinones peuvent être ingérées ou sniffées, injectées et pluggées (voir ci-après). Le « slam » désigne cette consommation de produits psychostimulants dans un cadre sexuel, avec avant tout l'injection de cathinones en intraveineuse. Les plans chemsex sont aussi appelés des « plans slam » – de l'argot américain, qui signifie « claque ».

Ces produits stimulants sont souvent associés à une forte consommation d'alcool, aux poppers et autres substances. Des médicaments sont parfois utilisés pour pallier une baisse ou une absence d'érection, la plupart du temps achetés sur Internet, sans prescription médicale (Viagra®, Cialis®, Levitra®…), ou qui sont proposés en vente libre. Une association qui augmente les risques d'accident cardiovasculaire.

« En côtoyant des accros au chems,
je suis sûr d'une chose : je ne veux pas leur ressembler.
Ces types courent après la poudre et le cul comme les crackers
après leur galette. Ils se dégradent à vue d'œil, physiquement
et mentalement, leur avenir me paraît écrit
comme un Requiem for a Dream *pornographique.*
Les psychostimulants utilisés dans leurs partouzes
sont puissants et addictifs, il m'a suffi de quelques prises
pour m'accrocher à ces substances jusqu'à l'obsession.
Aujourd'hui, les chemsexeurs crèvent à feu rapide.
Heureusement pour moi, mon entourage me maintient,
m'évite de trop partir en couilles et de m'enfoncer
dans les limbes du sexe chimique. »

JOHANN ZARCA, Chems

CONDUITES À RISQUES

Deux pratiques, développées avant tout dans la communauté gay, comportent des risques infectieux et la possible transmission du VIH et de l'hépatite C (VHC) :

- le fist-fucking consiste à pénétrer dans le rectum de son partenaire avec la main (l'anglais *fist* signifie « poing) ;
- dans le contexte du chemsex, le plug (ou « booty bumping ») désigne le mode de consommation de cathinones de synthèse : mélangées dans de l'eau, elles sont insérées dans l'anus par une seringue sans aiguille ou une poire à lavement.

Ces deux pratiques fragilisent la paroi rectale et risquent de provoquer des lésions et des saignements, sources de transmissions infectieuses. Utilisez toujours des gants en latex à usage unique (et coupez-vous les ongles), des préservatifs et des gels lubrifiants à base d'eau.

FAITES-VOUS AIDER

Les conséquences médicales du chemsex sont le plus souvent peu prises en charge, malgré les comportements à risques impliqués. Les contaminations au VIH sont fréquentes. Si le chemsex a longtemps été observé chez les hommes âgés de plus de 30 ans et séropositifs, une évolution récente se met en place : que de jeunes garçons séronégatifs s'y aventurent doit grandement nous alarmer.

De plus, les craintes qu'éprouvent de nombreuses personnes d'être jugées par les soignants pour leurs pratiques sont un frein à venir consulter. Si tel est votre cas, il vous faut lutter contre cette tendance au repli. Ainsi, l'association Aides propose dans un premier temps plusieurs dispositifs d'aide à distance : une ligne d'écoute, des groupes d'auto-support et d'information sur la réduction des risques, un groupe de parole en visio pour ceux qui ont arrêté ou qui veulent arrêter (source : aides.org/chemsex).

TENTEZ D'Y VOIR CLAIR

Souffrez-vous d'une manière ou d'une autre de votre participation à des plans chems ? Souhaitez-vous y réfléchir ? amorcer une modification de votre consommation de drogues ? réduire cette consommation ? Avant tout, il vous faut clarifier vos motivations, que vous le fassiez seul ou accompagné et aidé par un médecin. Le plus important est de formuler ce désir de changement. Se préparer à bouger, à transformer sa vie, réclame du temps. Il est essentiel d'en avoir conscience : vous êtes actuellement dans une situation, un

> *« Le slam, c'est vicieux ! En un centième de seconde, tu passes d'un état à un autre, l'effet est instantané. Imagine, t'es déprimé et fatigué et d'un seul coup, tu te transformes en bête de sexe et tu deviens euphorique. »*
>
> JOHANN ZARCA, *Chems*

état d'esprit où une sexualité sans produits n'est même pas envisageable, car les émotions et les sensations exceptionnelles que vous avez ressenties dans le contexte du chemsex vous paraissent proprement indépassables. C'est la raison pour laquelle il vous faut entamer une démarche d'introspection en évaluant votre motivation et en répondant à certaines questions. Faites le point avec vous-même.

Pour mesurer votre motivation, vous pouvez utiliser une échelle visuelle analogique (EVA, voir p. 70) allant de 1 à 10. Même s'il ne s'agit pas pour l'heure de viser l'abstinence comme priorité.

- Comment pourriez-vous quantifier votre volonté de changer ?
  - 0 : vous n'avez pas du tout envie d'arrêter.
  - 10 : vous êtes vraiment décidé à arrêter.

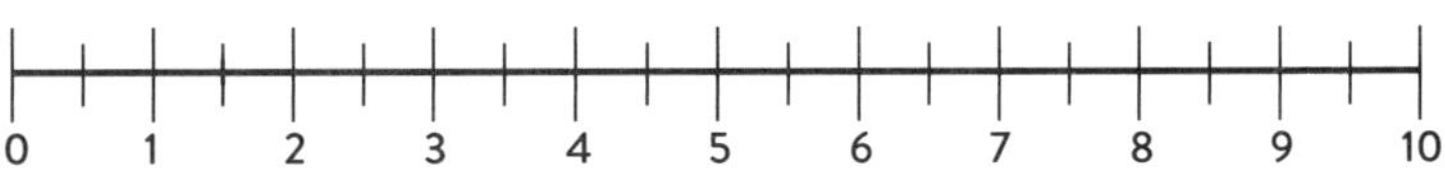

- Pourquoi avez-vous envie d'arrêter le chemsex ?
- À quelle fréquence le pratiquez-vous ?
- Êtes-vous prêt à espacer les plans chems, et dans quelle mesure ?
- Depuis quand pratiquez-vous le chemsex ?
- Que pouvez-vous dire de votre usage de drogues pendant vos rapports sexuels ?
- Quels produits utilisez-vous ? Quand et comment ?
- Comment vivez-vous ces moments-là ?

- À quel moment avez-vous des relations sexuelles sans consommer de drogues ?
- Connaissez-vous les risques liés à votre pratique ?
- Quelle place la sexualité a-t-elle dans votre vie ?
- Pour quelles raisons espérez-vous exclure les drogues ?

Cette dernière question vous permet de préciser ce que vous attendez de votre sexualité une fois que vous aurez mis de côté la consommation de drogues et la pratique de chemsex. C'est très important. Ayez confiance : le processus se fera progressivement, sur le temps long. Car votre ambivalence reste peut-être encore forte : comment envisager une sexualité sans drogues ? Comment la sauvegarder comme une valeur, la préserver de tout ce qui était censé l'agrémenter ? Toutes les réponses que vous avez formulées vous serviront de points d'ancrage pour avancer.

Étape 1 : le diagnostic

Si vous décidez d'aller consulter, le médecin fera le point avec vous sur votre pratique de chemsex et sur le ou les produits que vous consommez. Son approche se fait en plusieurs étapes :

- vous aider dans votre réflexion ;
- faire le point sur votre pratique et votre consommation ;
- des bilans somatique, psychologique et social sont pratiqués : quel est votre état de santé physique ? Des examens et des analyses biologiques et/ou complémentaires sont-ils nécessaires ? Où en êtes-vous de vos vaccinations ? Quelle

est votre relation au chemsex et aux produits consommés ? Comment se passe votre vie professionnelle, amicale, affective ou familiale, et en quoi votre pratique l'a-t-elle ou non affectée ?

Le praticien sera très attentif aux risques infectieux et aux signes cliniques que vous présentez et qui évoquent une séroconversion au VIH ou une infection sexuellement transmissible (IST) : fièvre, état grippal, signes cliniques dans la sphère génitale, etc.

CHERCHEZ D'AUTRES APPROCHES

Voici des conseils pour aborder peu à peu votre changement.

- Éteignez plus souvent votre portable pour éviter de passer des heures sur des applications de rencontres à la recherche de nouveaux partenaires. Luttez contre la fascination des écrans…
- Commencez à avoir des rapports sexuels avant de prendre un produit.
- Pensez à des approches différentes : espacer les plans chems, consommer un peu moins de drogues…
- Si vous pratiquez le slam, réfléchissez à une transition ou à une alternance avec d'autres modes de consommation, tels le sniff ou l'ingestion de cathinones de synthèse.

Étape 2 : la réduction des risques

Avant d'aborder tout changement, des méthodes de réduction des risques et des dommages (RdRD, voir p. 31) vous sont proposées.

- Faites les injections avec des seringues à usage unique.
- Suivez les conseils sur l'asepsie et les techniques d'injection.
- Faites attention aux injections de cathinones (slam), qui présentent de grands risques.
- Réalisez tous les dépistages utiles, dont VIH, hépatites A, B et C, infections sexuellement transmissibles (IST)...
- Faites les dépistages utiles tous les 3 mois.

Étape 3 : une prise en charge selon trois axes

- Elle s'inscrit dans le temps long, car elle nécessite une approche plurielle, qui prend en compte à la fois votre addiction à des nouveaux produits de synthèse (NPS), les risques infectieux et votre relation au sexe. Le parcours de soins sera donc complexe.
- Cette prise en charge est souvent réalisée au préalable en milieu hospitalier, que vous ayez été adressé par votre médecin généraliste, par un médecin somaticien d'un service de psychiatrie ou bien par la justice, dans le cadre d'un acte médico-légal.
- Il n'existe aucun traitement curatif spécifique de l'intoxication aiguë ou de l'addiction aux NPS hors des médicaments opioïdes de synthèse (voir p. 211).

- Des entretiens motivationnels et des consultations régulières vous sont proposés tout au long de votre prise en charge.
- En complément du suivi somatique et de l'approche addictologique, un travail de soutien avec un psychiatre ou un psychologue paraît nécessaire pour vous aider à aborder toutes les composantes de vos difficultés – une désocialisation, un mal-être, une souffrance psychique...
- L'important est que vous gardiez toujours le lien avec l'équipe soignante : l'alliance thérapeutique que vous allez nouer doit être solide, car vous préparer à changer peut être long.

Renaud – Continuer son combat

Renaud était un journaliste scientifique engagé, curieux, brillant et très actif. Dès son entrée à l'université, il a milité au sein d'associations LGBT+, puis a travaillé dans plusieurs associations en charge de l'information et de la prévention du VIH. Il a notamment contribué à la promotion de la trithérapie, du TASP et de la PrEP, et a fait avancer les choses.

Le 19 novembre 2021, à 5 heures du matin, Renaud est tombé du toit de son immeuble, à Paris. Il est mort sur le coup. Il était malade, pris dans cette épidémie du chemsex deux ans auparavant, souffrant d'addictions et de problèmes psychiatriques aggravés. Il était souvent en plein délire paranoïaque. Cette chute concrète des toits de Paris résultait de sa terrible descente aux enfers où rien ne lui a été épargné, ni à ses amis qui l'entouraient.

Renaud était pourtant adoré de ses amis et de ses proches pour sa générosité, son empathie, sa curiosité, son intelligence, son humour, son originalité, ses fragilités et son autodérision, lui qui fut dès l'adolescence victime d'homophobie au sein même de sa famille.

Renaud définissait lui-même le phénomène du chemsex ainsi : le chemsex est devenu un fait social qui s'amplifie. Il regroupe un ensemble de pratiques qui associent l'usage de produits, le sexe et un mode de rencontres entre hommes qui aiment les hommes. Ce phénomène allie l'intentionnalité sexuelle et la consommation de drogues de synthèse. Elles exaltent les sensations sexuelles, les relations ; le plaisir est rapporté comme inégalé, exceptionnel et différent. Les produits se renouvellent avec le génie adaptatif de quelques chimistes de l'ombre, et la capacité commerciale des trafiquants, aidés en cela par les réseaux sociaux et les applications de rencontre.

On connaît encore mal aujourd'hui l'épidémiologie du chemsex, les effets de dépendance, le lien fort à l'homophobie, aux discriminations, à la santé mentale, et on dispose de peu de données sur les questions de consentement, de surdoses et les réponses à apporter sans faire d'études de cohorte.

Mais il a perdu son combat alors que d'autres y sont confrontés au quotidien et continuent de se battre. Renaud avait fait avancer les choses sur la PrEP et la trithérapie, et ses amis journalistes ont voulu lancer un appel pour faire émerger la question du chemsex, afin que cette addiction devienne une priorité de recherche et de prévention. Ce qu'il a vécu a été rapporté lors de la rencontre des journalistes scientifiques ICST fêtant les quarante ans d'existence de leur formation, en septembre 2024, à Paris-Jussieu. Ils ont voulu lancer cet appel afin que cette addiction devienne aussi une priorité de communication. Et qu'à Renaud hommage soit rendu.

Les amis de Renaud témoignent

« Tomber dans le chemsex aujourd'hui, c'est être confronté à une maladie mal comprise, sujette à de nombreux préjugés, dont la prévention est balbutiante. C'est souffrir d'addictions à de nouvelles drogues de synthèse, méconnues, très accessibles sur le dark web et livrées en 24 heures, contre lesquelles la police est impuissante. C'est se battre contre des services médicaux qui se renvoient la balle : doit-on traiter d'abord l'addiction, le "syndrome de Popeye" (des œdèmes des mains et des bras, dus au slam et aux diverses injections, qui peuvent provoquer une gangrène) ou les crises paranoïaques ? C'est découvrir à quel point la psychiatrie, les urgences, la justice, la police sont exsangues. C'est risquer de mourir isolé, terrorisé par les pompiers appelés par les voisins épuisés d'assister, impuissants, à vos délires… »

Le combat continue.

Le chemsex, un fait social qui s'amplifie

En 2022, sur la demande du ministère des Solidarités et de la Santé, j'ai remis un rapport relatif à l'usage de drogue dans le cadre de chemsex. Il établissait un état des lieux sur l'histoire et les origines de ce phénomène, sur son ampleur, sur les risques associés aux produits psychoactifs utilisés et sur les impacts sanitaires. J'ai formulé des recommandations, venues enrichir la « feuille de route santé sexuelle 2021-2024 », avec un premier jalon consacré à l'amélioration du repérage et de la prise en charge des personnes pratiquant le chemsex. Il s'est s'installé dans tous les milieux et sur tous les territoires, et concerne des personnes de plus en plus jeunes.

La synthèse et les recommandations du rapport 2022 sur le chemsex présenté au ministère de la Santé

1-Importance de qualifier et quantifier cette pratique pour l'ensemble des personnes concernées. Les repérer pour pouvoir leur apporter des soins.

ALERTE SANTÉ PUBLIQUE !

2- **Élaborer et mettre en œuvre une stratégie de santé publique,** en tenant compte des particularités des personnes concernées et sans moralisme ni discrimination.

3- **Préciser les produits psychoactifs actuellement utilisés,** avec un focus sur les nouveaux produits de synthèse (NPS), pour savoir quelles molécules sont utilisées.

4- **Détailler les dommages somatiques et psychiques** liés à la consommation de ces produits et les situations d'addictions qu'elle génère.

5- **Préciser les pathologies concernées et favorisées par ces pratiques sexuelles,** avec une attention particulière portée sur la prévention des IST et du VHC.

6- **Étudier les interactions entre la PrEP, les traitements du VIH et les produits utilisés pour une réduction des risques, puis proposer une stratégie pour cette RDR.**

7- **Proposer une stratégie de réduction des risques liée à l'usage des drogues utilisées dans le cadre du chemsex,** informer les usagers et former les acteurs de santé (prévention, prise en charge, sensibilisation des soignants), en s'appuyant à la fois sur des personnes ressources identifiées, mais aussi sur un réseau de compétences associant étroitement des structures médicosociales (CAARUD, CSAPA) et hospitalières, ainsi que les centres gratuits d'information, de dépistage et de diagnostic.

8- **Proposer une stratégie de suivi et d'évaluation de terrain de cette pratique** (indicateurs, enquête, recueil de données) et des programmes de recherche pour documenter le phénomène et valider les stratégies d'intervention.

Aujourd'hui, on connaît encore mal l'épidémiologie du chemsex, ses effets de dépendance, le lien fort à l'homophobie, aux discriminations et à la santé mentale, et on dispose de peu de données sur les questions de consentement et de surdoses, et sur les réponses à apporter.

En 2024, de nombreux députés ont demandé une stratégie nationale de prévention à l'égard de cette pratique de plus en plus répandue, en particulier dans les lieux de fête, les établissements scolaires et universitaires.

Le chemsex en chiffres

- Si l'expression a été forgée dans la communauté gay anglo-saxonne des années 1990, le chemsex s'est diffusé en France dix ans plus tard. Vers 2010, le développement des NPS a renforcé ce phénomène. Aujourd'hui, on estime que 100 000 à 200 000 personnes le pratiquent.
- En 2023, selon l'étude « Enquête rapport au sexe » (ERAS) réalisée sur 23 500 personnes, 13 % des répondants, des hommes ayant des rapports sexuels avec des hommes, ont déclaré avoir pratiqué le chemsex au cours des six derniers mois.

Le sucre, douce habitude ou vraie addiction ?

TOUT LE MONDE L'AIME

Sous ses formes naturelles ou raffinées, le sucre est au cœur de notre alimentation. Son histoire très ancienne remonte aux stratégies des plantes à fleurs, les premières à utiliser cette substance pour attirer pollinisateurs et frugivores en échange de leur reproduction et de leur dissémination ! Tout au long de notre évolution, notre biologie a favorisé la surconsommation de sucres rares afin de constituer des réserves de graisses, qui garantissaient notre survie. Mais aujourd'hui, au sein d'un environnement d'abondance sucrée, cette adaptation est devenue un handicap, qui contribue à favoriser des maladies métaboliques et cardiovasculaires. Sans compter que l'industrialisation alimentaire a exacerbé notre appétence naturelle pour le sucre, suscitant des interrogations sur son pouvoir addictif. Alors, fait-on de simples excès alimentaires ou bien le sucre provoque-t-il une véritable dépendance, comparable à celle des drogues ?

DE PUISSANTS MÉCANISMES D'ACTION

Le sucre est une substance beaucoup plus complexe qu'il n'y paraît, générant une double activation cérébrale. En libérant la dopamine dans le noyau accumbens – un ensemble de neurones situés dans la zone corticale –, il agit rapidement sur le circuit de la récompense qui induit plaisir et satisfaction immédiats. Et, au-delà du goût sucré, des gluco-récepteurs intestinaux transmettent par le nerf vague des signaux au cerveau, amplifiant l'effet de récompense et renforçant les préférences alimentaires. À long terme, comme l'ont prouvé des études, la consommation régulière de sucre peut engendrer des modifications morphologiques du noyau accumbens, similaires à celles observées, par exemple, dans la cocaïne ou la méthamphétamine. Des changements qui conduisent à un besoin accru de consommer davantage pour obtenir les mêmes effets.

On considère que certains critères diagnostiques des addictions, tels qu'ils sont définis dans le *DSM-5 (Manuel diagnostique et statistique des troubles mentaux*, 2022), cet ouvrage de référence qui répertorie les maladies mentales, se retrouvent chez des consommateurs réguliers de sucre : la tolérance, la perte de contrôle, le sevrage et le *craving*. Mais contrairement aux drogues, le sucre possède une valeur énergétique et biologique essentielle à notre survie : son absence totale dans notre alimentation est irréaliste et très problématique, ce qui complexifie sa définition sous l'angle de l'addiction.

« Dimanche. Sale journée.
Un dimanche, c'est toujours un grand trou fade
au milieu de l'estomac, un vide que toutes les sucreries
du monde ne parviendraient pas à combler.
C'est une envie très précise de frangipane dorée
au blanc d'œuf à l'heure du thé, entre les torpeurs digestives
de midi et l'ennui de la soirée qui s'annonce.
C'est une journée pour rien, vouée à la tiédeur du lit
dans lequel je m'attarde, aux rêves sans exutoire,
à l'enfilade des desserts mijotés et aux effluves
de four chaud. »

Claude Tardat, *Une mort sucrée*

Une récompense

En décembre 2024, le Fonds Addict'AIDE que je préside a mené pour ses dix ans d'existence une grande enquête avec Harris Interactive sur la perception des Français et les addictions. À la question : « Quels sont tous les mots, les idées qui vous viennent à l'esprit lorsque vous pensez aux addictions ? », le sucre est l'un des mots-clés qui est ressorti. En parallèle, à chaque printemps fleurissent de nombreux ouvrages qui proposent des méthodes pour arrêter ou diminuer sa consommation de sucre, aux côtés d'autres qui traitent des addictions à l'alcool ou au tabac. Pour autant, peut-on parler d'addiction au sucre ?
Sans doute avez-vous entendu parler des expériences menées par le chercheur Serge Ahmed, du CNRS de Bordeaux, sur des souris qui préféraient le sucre à la cocaïne... Mais de là à en tirer des conclusions, c'est aller un peu vite. Cette observation soulignait avant tout la puissance « récompensante » du sucre, qui dépassait parfois celle des drogues.

LE SUCRE ET VOUS

Si vous avez tendance à être un peu trop attiré par les aliments sucrés, voici quelques conseils pour contrôler et limiter votre consommation.

- Tentez de repérer les signes de votre éventuelle consommation excessive de sucre : êtes-vous en surpoids ? Avez-vous des caries ? Buvez-vous beaucoup d'eau ? Avez-vous un taux de glycémie élevé à jeun (si vous avez fait une prise de sang) ? Avez-vous toujours faim, même en prenant trois repas réguliers par jour ? Avez-vous des problèmes de peau ? Êtes-vous souvent somnolent ou fatigué ?

- Évitez le sucre raffiné : les morceaux de sucre blanc dans le café, le sucre transformé dans les gâteaux et les chocolats, les sodas et les bonbons, mais aussi dans les plats tout préparés, sauces et pâtes. Évitez l'alcool, riche en sucre. Et tous les sucres cachés.
- Évitez les aliments ultra-transformés, les aliments avec édulcorants. Lisez les étiquettes des produits. Préférez-leur des céréales complètes, du pain complet. Cuisinez en vous préparant des mets très allégés en sucre par rapport à la quantité indiquée dans la recette initiale…
- Remplacez le sucre blanc par des sucrants naturels à IG plus bas : du miel, du sucre de coco, du sirop d'érable, du sirop de Yacon, du sucre de bouleau, du sirop d'agave…
- Pour tenter de contourner vos envies de sucre, pratiquez une technique de relaxation, faites du sport, marchez, dormez…
- Repérez les moments durant lesquels vous craquez pour des aliments sucrés : après votre journée de travail ? une frustration ? de la fatigue ? de la tristesse ? des émotions ? Et pourquoi pas en parler, si cela prend trop de place dans votre vie, à votre médecin, à un psychologue, un médecin nutritionniste ou un diététicien ?
- Et ne culpabilisez pas !

Pour une consommation raisonnée

Si le sucre n'est pas encore formellement reconnu comme une drogue, les arguments en faveur de son potentiel addictif se multiplient. Le défi réside dans la distinction entre une dépendance biologique et des habitudes culturelles influencées par un environnement saturé de signaux sucrés. Des efforts sont en cours pour développer des outils spécifiques, adaptés à la nature d'une addiction potentielle au sucre, aux multiples facteurs. Les recherches à venir devraient permettre de mieux caractériser et de valider ces positions. Il est essentiel d'affiner notre compréhension de cette substance, de sensibiliser davantage à sa consommation raisonnée et de développer des prises en charge spécifiques. La modération reste la clé, car même le plus doux des plaisirs, qu'il s'agisse d'une addiction réelle ou non, peut devenir un piège pour votre santé.

Les jeux de hasard et d'argent, un divertissement à double tranchant

Les jeux ont toujours constitué un élément fondamental de l'activité humaine. Depuis la nuit des temps, ils ont été intégrés dans les activités sociales – pensons au jeu de dés, qui remonte à plus de quatre millénaires avant J.-C. Quand ils sont récréatifs, ils sont synonymes de loisir et de plaisir, sans conséquences néfastes et sans débordements. Mais lorsque certains joueurs perdent toute maîtrise, s'adonnant à leur pratique trop souvent, trop longtemps et misant trop d'argent, parfois jusqu'à la ruine, alors leur comportement devient problématique ou vraiment pathologique.

Aujourd'hui, la diversité de l'offre et l'accessibilité sur les plateformes numériques ont transformé en profondeur les pratiques des jeux de hasard et d'argent dans le monde. Porté par une offre croissante, en particulier en ligne, l'attrait qu'ils exercent est omniprésent dans notre société. Si ces activités sont souvent perçues comme un loisir inoffensif, elles peuvent devenir chez certains une addiction aux conséquences graves.

UNE MISE IRRÉVERSIBLE

Un jeu de hasard et d'argent se caractérise par la mise d'argent, ou d'un objet de valeur, dans une pratique dont l'issue repose exclusivement ou en partie sur le hasard. Cette mise est irréversible. On distingue trois catégories.

1. Les jeux de hasard pur : machines à sous, loteries, roulette, jeux de tirage ou de grattage. Ils dépendent entièrement du hasard, avec des résultats, de fait, incontrôlables et imprévisibles. La probabilité de gagner n'est jamais de votre côté mais toujours de la compagnie organisatrice des jeux, qui les programme à cet effet.

2. Les jeux de hasard raisonné, avec quasi-adresse : paris sportifs, jeux de cartes comme le poker. Avec le temps, vous pouvez acquérir une certaine habileté, une certaine mémoire ou certaines informations, mais vous restez toujours partiellement tributaire du hasard.

3. Les jeux combinant hasard et adresse : votre adresse ou votre mémoire augmentent vos possibilités de réaliser un gain, même si vous restez également tributaire du hasard. Les gains à long terme restent impossibles.

Les jeux des catégories 2 et 3 entretiennent des idées erronées sur la place occupée par la stratégie, la compétence ou l'adresse.

Il faut aussi distinguer le joueur social, ou récréatif, qui joue occasionnellement, pour le plaisir et selon ses moyens, du joueur pathologique, qui joue plus qu'il ne pourrait se le permettre et qui en fait le centre de son existence, continuant à jouer de plus en plus, malgré les dommages que cela entraîne.

La numérisation a amplifié le phénomène : les jeux se font rapidement, d'une manière anonyme ; l'interactivité et les bonus en ligne accroissent l'immersion, rendant les joueurs vulnérables à des habitudes problématiques. Les études montrent que 17 % des joueurs en ligne développent des comportements à risque.

DES EFFETS ET DES RISQUES

Si les jeux de hasard et d'argent séduisent par la promesse de gains rapides et l'excitation qu'ils procurent, ils comportent des risques psychologiques, comportementaux et sociaux importants, souvent sous-estimés.

- Les effets recherchés sont :
  - l'excitation et l'adrénaline : chaque mise ou chaque tirage alimentent le suspense et la stimulation ;
  - l'aspect ludique et l'évasion : le jeu devient un moyen d'oublier ses soucis personnels ou professionnels ;
  - la compensation émotionnelle : certaines personnes utilisent le jeu pour soulager des états d'humeur fluctuants, un mal-être, de l'anxiété, une dépression ;
  - l'espoir de gains financiers : la perspective de transformer une petite somme d'argent en une richesse rapidement obtenue est bien sûr un moteur puissant.
- Les conséquences se situent à plusieurs niveaux :
  - sur le plan psychologique, les problèmes ressentis sont des troubles de l'humeur (de l'anxiété, une dépression),

« J'ai maintenant quinze louis d'or
et j'ai commencé avec quinze florins !
Si l'on débute avec précaution…
Est-il possible que je sois un si petit enfant ?
Est-ce que je ne comprends pas que je suis un homme perdu ?
Mais… pourquoi donc ne pourrais-je pas ressusciter ?
Oui ! Il suffirait, une fois dans ma vie, d'être prudent,
patient et… c'est tout ! Il suffirait, une seule fois,
d'avoir du caractère et, en une heure, je peux changer
toute ma destinée. L'essentiel, c'est le caractère.
Je n'ai qu'à me souvenir de ce qui m'est arrivé
il y a sept mois à Roulettenbourg, avant de me ruiner
définitivement. Oh ce fut un remarquable exemple
de résolution : j'avais tout perdu, tout… »

FIODOR DOSTOÏEVSKI, *Le Joueur*

un sentiment de perdre le contrôle, un isolement, voire des pensées suicidaires, des distorsions cognitives, comme l'illusion de contrôle – la pensée que l'on peut influer sur le hasard – ou la sous-estimation de la probabilité de perdre ;

- sur le plan comportemental, on peut développer une préoccupation excessive pour le jeu, avec une anticipation des prochaines parties, ainsi que la persistance souvent justifiée du besoin de « se refaire », malgré les pertes accumulées ;
- sur le plan financier et social, le joueur risque un endettement grave, avec la vente de ses biens et un surendettement, la perte de son emploi, des conflits familiaux et un isolement social.

Très souvent, la dépendance au jeu s'accompagne d'une dépendance à d'autres substances telles que le tabac, l'alcool ou les drogues (des facteurs de comorbidité). Des troubles psychiatriques, par exemple un trouble bipolaire et des troubles anxieux, peuvent également lui être associés.

Pour commencer à contrôler

- Une thérapie cognitive et comportementale (TCC) aide à restructurer vos pensées et à prévenir vos rechutes. Elle propose aussi un entraînement pour résoudre vos problèmes et permettre l'affirmation de soi.
- Il existe de nombreux groupes de soutien destinés aux personnes dépendantes des jeux d'argent et de hasard. Par exemple SOS joueurs, Joueurs anonymes, Joueurs

Info Service (par téléphone et sur Internet), Débiteurs anonymes France, Fédération Crésus pour aider à la constitution d'un dossier de surendettement. Ils possèdent tous un site Internet.

- Vous pouvez vous-même prendre des mesures préventives : faites-vous exclure des plateformes de jeux ou des casinos. Sur Internet, utilisez les modérateurs de jeu, établissez des limites de dépôts, de mises et de temps de jeu, des seuils de retrait automatique. L'interdiction bancaire ou la mise sous curatelle sont des mesures plus contraignantes.

ÉVALUEZ VOTRE DÉPENDANCE

Si vous souhaitez faire le bilan de votre dépendance au jeu, plusieurs outils sont à votre disposition. Parmi les plus simples à utiliser pour vous figurent la définition du *DSM-5* (*Manuel diagnostique et statistique des troubles mentaux*, 2022) et un questionnaire à remplir.

La dépendance aux jeux de hasard et d'argent est définie par une perte de contrôle, une préoccupation croissante et des conséquences négatives importantes. Selon le *DSM-5*, elle existe bel et bien si les quatre critères suivants au moins sont présents sur une période de douze mois :

- le besoin de jouer des sommes croissantes pour atteindre l'état d'excitation désiré,
- une agitation ou une irritabilité ressenties lors des tentatives pour réduire ou arrêter son activité de jeu,

- des efforts infructueux pour arrêter de jouer,
- la poursuite du jeu malgré les pertes, les conflits ou les impacts négatifs.

Vous reconnaissez-vous dans ces descriptions ?

Il existe plusieurs questionnaires, ou auto-questionnaires, par exemple le test SOGS (pour South Oaks Gambling Screen, établi en 1987 et traduit en français en 1999, disponible sur respadd.org), qui évalue les comportements de jeu problématiques.

Celui que je vous propose ci-dessous est l'Indice canadien du jeu excessif (ICJE, disponible sur ofdt.fr), qui identifie les conséquences du jeu et mesure son intensité. C'est ce questionnaire qui s'est imposé en France.

À noter : il existe aussi des tests spécifiques pour les jeux en ligne, qui tiennent compte des caractéristiques uniques des plateformes numériques telles que l'immersion et la rapidité des cycles.

Ce questionnaire comporte 9 items qui portent sur les 12 derniers mois. Les 4 réponses possibles sont notées de 0 à 3.

1. Avez-vous misé plus d'argent que vous pouviez vous permettre de perdre ?

☐ Jamais : 0

☐ Parfois : 1

☐ La plupart du temps : 2

☐ Presque toujours : 3

2. Avez-vous besoin de miser de plus en plus d'argent pour avoir la même excitation ?

☐ Jamais : 0

☐ Parfois : 1

☐ La plupart du temps : 2

☐ Presque toujours : 3

3. Avez-vous rejoué une autre journée pour récupérer l'argent que vous aviez perdu en jouant ?

☐ Jamais : 0

☐ Parfois : 1

☐ La plupart du temps : 2

☐ Presque toujours : 3

4. Avez-vous vendu ou emprunté quelque chose pour obtenir de l'argent pour jouer ?

☐ Jamais : 0

☐ Parfois : 1

☐ La plupart du temps : 2

☐ Presque toujours : 3

5. Avez-vous déjà senti que vous aviez peut-être un problème avec le jeu ?

☐ Jamais : 0

☐ Parfois : 1

☐ La plupart du temps : 2

☐ Presque toujours : 3

6. Le jeu a-t-il causé chez vous des problèmes de santé, y compris du stress ou de l'angoisse ?

☐ Jamais : 0

☐ Parfois : 1

☐ La plupart du temps : 2

☐ Presque toujours : 3

7. Des personnes ont-elles critiqué vos habitudes de jeu ou dit que vous aviez un problème avec le jeu ?

☐ Jamais : 0

☐ Parfois : 1

☐ La plupart du temps : 2

☐ Presque toujours : 3

8. Vos habitudes de jeu ont-elles causé des difficultés financières à vous ou à votre entourage ?

☐ Jamais : 0

☐ Parfois : 1

☐ La plupart du temps : 2

☐ Presque toujours : 3

9. Vous êtes-vous déjà senti coupable de vos habitudes de jeu ou de ce qui arrive quand vous jouez ?

☐ Jamais : 0

☐ Parfois : 1

☐ La plupart du temps : 2

☐ Presque toujours : 3

Score et interprétation des résultats

Calculez votre score en faisant la somme des 9 réponses. Ce score qui va de 0 à 27 permet de distinguer 4 groupes de joueurs.

0 : joueur sans risque.

1-2 : joueur à faible risque.

3-7 : joueur à risque modéré.

Supérieur à 7 : joueur excessif.

Selon vos réponses, dans quel groupe vous situez-vous ? À partir de 3, les joueurs sont considérés comme « problématiques ». Si tel est votre cas, il serait pour vous bénéfique d'aller consulter un médecin qui vous orientera. Car c'est uniquement avec l'aide et l'accompagnement d'un addictologue que vous pourrez avancer selon une démarche pluridisciplinaire, qui combine une évaluation clinique, un travail psychologique, la participation à un groupe de soutien, des mesures préventives et un éventuel traitement médicamenteux.

Étape 1 : le diagnostic

Si vous décidez d'aller consulter, le médecin addictologue fera le point avec vous sur votre dépendance aux jeux de hasard et d'argent. Son approche se fait en plusieurs étapes :

- estimer votre dépendance par un ou plusieurs tests ou questionnaires : à quel âge avez-vous commencé ? Quelle est votre fréquence de jeu ?
- des bilans somatique, psychologique et social sont pratiqués : quel est votre état de santé physique ? Vous sentez-vous mal, irritable, anxieux, abattu ? Comment se passe votre vie professionnelle, amicale, affective ou familiale et en quoi votre activité de joueur l'a-t-elle ou non affectée ? Quelles sont vos dépenses ?
- analyser vos éventuelles distorsions cognitives, par exemple l'illusion de contrôler.

Christophe – Une lente prise de conscience

Célibataire et sans enfant, vivant seul et plutôt timide, Christophe vient en consultation à 37 ans. Enfant, il a subi des attouchements sexuels ; adolescent, il a fait une première crise d'angoisse de mort déclenchée par la reviviscence du viol, avec le sentiment d'avoir été contaminé par le VIH. Adulte, il est victime de harcèlement moral puis s'effondre après une déception amoureuse, tombant dans la dépression et l'angoisse.

Avec ses premiers salaires, Christophe entame sa relation avec les jeux de hasard, s'adonne au poker, aux paris spor-

tifs… Sa dépendance s'installe peu à peu. Christophe a l'impression de naviguer dans un monde parallèle, qui le fait s'échapper de la réalité, combler son vide affectif, connaître des pics d'adrénaline et d'estime de soi. Il se sent enfin vivant. Mais ce monde n'est qu'une illusion et Christophe perd toutes ses économies. Culpabilité, angoisses, honte, épisodes dépressifs l'entraînent vers l'isolement. Tous les signes de dépendance sont là : craving, *irritabilité, hypersensibilité au bruit, colère… Déçu, il parvient à s'auto-exclure des cercles, mais retombe vite dans le jeu compulsif. Il enchaîne périodes d'abstinence, rechutes et pertes importantes.*

Christophe a mis dix ans à prendre conscience de son problème. Lucide, il évalue ses pertes à plus de 50 000 € (en casino ou jeux au bureau de tabac) et à 40 000 € en jeux sur écrans, une autre addiction développée. Sa descente continue : il perd ses amis, peine au travail… Quand il me consulte, il a une demande précise : un accompagnement pour s'en sortir et se retrouver lui-même. Je lui propose de tenir un carnet de bord, lui parle des troubles anxieux généralisés, des thérapies cognitives et comportementales, lui propose un suivi conjoint avec notre psychologue.

De retour, Christophe se sent un peu mieux, a évacué ses émotions négatives en se confiant notamment à son entourage, maintient une vie sociale plus active, est soutenu par ses parents. Il a encore un souci : il a transféré ses dépenses de jeu vers les relations avec des escort girls*… Nous travaillons à dédramatiser la situation et à renforcer sa motivation à arrêter.*

ACARA : gérer ses émotions

Christophe me rapporte qu'il a appliqué la technique ACARA – un acronyme d'une technique pour gérer ses émotions et son anxiété – et qu'elle l'a particulièrement aidé.

A = accepter l'anxiété
C = contempler l'anxiété
A = agir avec l'anxiété
R = répéter les 3 étapes précédentes
A = attendre le meilleur

Étape 2 : une démarche en plusieurs axes

- Comme pour toutes les addictions, la prise en charge repose sur une approche pluridisciplinaire qui, le plus souvent, se fait en ambulatoire dans un service d'addictologie. À noter : 7 à 12 % seulement des joueurs pathologiques demandent une prise en charge qui comprend :

– une thérapie cognitive et comportementale (TCC),

– la participation à un groupe de soutien de joueurs,

– des mesures préventives, telles la fixation de plafonds de jeu et l'auto-exclusion de plateformes et de lieux,

– s'il n'existe pas de traitement médicamenteux validé pour l'addiction au jeu, votre médecin peut éventuellement vous prescrire un antidépresseur, un thymorégulateur (qui régule l'humeur dans les troubles bipolaires) ou un antagoniste aux opioïdes, comme la naltrexone, si une comorbidité psychiatrique le nécessite.

Tous ces outils permettent non seulement d'évaluer votre degré de dépendance, mais aussi d'adapter les stratégies de soins pour un retour progressif à une pratique responsable, le « jeu contrôlé », voire à une abstinence totale.

10 % des joueurs sont en danger

D'après les données du Baromètre de santé publique 2019, près de la moitié de la population majeure française a joué à un jeu d'argent ou de hasard au cours des douze derniers mois : ce sont 47,2 % parmi les 18-75 ans (en 2019) et plus d'un quart des jeunes âgés de 17 ans (27,5 % en 2022). Les derniers chiffres de l'OFDT 2025 annoncent 24 millions de joueurs dans l'année, dont 350 000 quotidiens.

Les jeux de loterie, tirage ou grattage sont le plus souvent déclarés (65,1 % des 18-75 ans), devant les paris sportifs ou hippiques (respectivement 6,7 % et 4,1 % des 18-75 ans), les jeux de casino et le poker (respectivement 4,7% et 2,7%). (Chiffres OFDT 2025)

Les supports de jeux traditionnels – les points de vente de la Fédération française des jeux ou du PMU, les casinos – restent dominants, même si la part des prises de jeu réalisées sur Internet est en augmentation constante : en 2019, le jeu en ligne concernait 16,1 % de l'ensemble des joueurs.

Sur l'ensemble des joueurs actifs, 10,8 % développent un comportement problématique (soit 1,3 % de la population totale). Et 7 à 12 % seulement de ces joueurs pathologiques demandent une prise en charge – les autres pensent s'en sortir seuls, sont dans la honte ou le déni, sans parler du manque de structures d'accueil adaptées.

Il est à noter qu'en 2024, le gouvernement a envisagé de déréguler en autorisant les casinos en ligne. Les professionnels et les associations d'addictologie ont manifesté leur désapprobation, avec la crainte d'augmenter le nombre de personnes dépendantes. Le texte a finalement été suspendu, mais nécessite le maintien de notre vigilance.

Les écrans, des usines à addictions

C'est l'addiction des temps modernes, l'addiction de la nouvelle génération « écran total ». Nous sommes tous concernés par la surexposition aux écrans et, face à ce phénomène, la protection des plus vulnérables est désormais une priorité. Elle me tient d'autant plus à cœur que j'ai coprésidé la Commission d'experts sur l'impact de l'exposition des jeunes aux écrans, en 2024, sous l'égide de la présidence de la République. Que vous soyez parent ou grand-parent, marraine ou parrain, oncle ou tante, vous avez peut-être constaté qu'une dépendance s'est peu à peu installée chez un enfant, un jeune adolescent ou un adolescent dont vous avez la responsabilité ou avec qui vous avez tissé un lien. Ou que cette dépendance vous concerne directement.

Quand on dit « écrans », de quoi parle-t-on ? Des smartphones, des ordinateurs devenus indispensables pour les loisirs, le cadre quotidien, les jeux vidéo mais aussi l'activité professionnelle – qui peut également constituer une véritable drogue, une véritable addiction… Nous le savons, les écrans ont envahi nos vies, mais nous ne sommes pas tous addicts pour autant, même si nous consultons nos téléphones plusieurs fois par jour… L'addiction est un comportement de nature pathologique : on ressent un besoin irrépressible d'être sans cesse sur un écran, au point que cela représente alors un danger pour notre santé psychologique, physique et sociale. Il ne s'agit donc pas de bannir le numérique ni de le condamner – nous sommes tous conscients de ce qu'il nous apporte –, mais d'en faire un usage adapté et raisonné.

UN « E-DOUDOU »

Si le smartphone est devenu un outil de travail à part entière, il est surtout un lien avec le monde extérieur qui a pris une forme nouvelle : l'écran est comme votre prolongement. C'est sur lui que s'affichent les visages connus et aimés : en cela, il est bien un « e-doudou ». Il vous accompagne partout et vous aide dans tous les moments de votre existence. Il est présent à votre coucher, avant que vous vous endormiez. Il est encore présent à votre réveil, pour commencer votre journée. Il vous relie aussi à des personnes inconnues et vous permet d'intégrer une communauté, gommant le sentiment d'isolement que vous pourriez ressentir : c'est ce qu'il se passe avec les groupes WhatsApp ou dans les réunions Teams ou autres. Pour les enfants et les jeunes adolescents, ce monde virtuel apparaît parfois comme un monde réel tant la projection dans l'écran est souvent sans filtre.

LES ENFANTS EN PREMIÈRE LIGNE

Véritablement dopés, les enfants commencent très tôt à visionner des images, que ce soit devant la télévision ou sur des smartphones. Avant l'âge de trois ans, une exposition quotidienne très longue face à un écran a des conséquences néfastes : le cerveau d'un enfant se construit en relation avec le monde réel à travers les échanges – conversations, jeux, proprioception d'objets, moments partagés, anniversaires et fêtes, réunions amicales… Sans cela, isolé, un enfant rencontre vite des difficultés cognitives. Je le constate de plus en plus souvent dans mon service.

Toutes les études scientifiques démontrent les effets néfastes des écrans, en particulier sur les enfants :

- les écrans affectent leur sommeil en durée et en qualité, perturbant les cycles circadiens, et ont des conséquences en cascade sur leur santé physique et mentale ;
- les écrans accentuent leur sédentarité : le temps consacré aux écrans n'est plus destiné à l'activité physique. Avant l'âge de 3 ans, les petits passent jusqu'à trois à quatre heures par jour devant les écrans. Or c'est en marchant, voire en courant, que les idées se forment, car corps et mental sont indissociables. Cela accentue les risques d'obésité et les pathologies chroniques qui lui sont associées ;
- la vue des enfants en est affectée : les cas de myopie augmentent, et il existe des risques pour la rétine du fait de l'exposition à la lumière bleue.

D'autres effets ont été relevés, qui restent en cours de validation par les études scientifiques :

- l'exposition aux ondes électromagnétiques émises par les smartphones engendre de possibles risques de développer des cancers et des troubles de la fertilité ;
- l'exposition à des substances présentes dans les terminaux numériques, reconnues comme étant des perturbateurs endocriniens, entraîne un éventuel impact sur la santé.

Une vigilance accrue avant l'âge de 3 ans

Si, de manière générale, les études sur les effets produits par les écrans sur le neurodéveloppement des enfants et des adolescents nécessitent d'être approfondies, tous les éléments disponibles à ce jour plaident toutefois pour une vigilance accrue, au moins jusqu'aux 3 ans des enfants. Qu'il s'agisse de leur usage propre mais aussi de celui qui en est fait, en leur présence, par leurs parents et par les professionnels de la petite enfance. En particulier, le phénomène de « technoférence », qui perturbe la quantité et la qualité des interactions avec un enfant, risque d'altérer ses capacités socio-émotionnelles et son développement du langage.

LES ADOLESCENTS EN DANGER

« La première chose que je faisais quand je me levais le matin, c'était de prendre mon portable posé sur ma table de nuit. Quoi qu'il arrive autour de moi. Même si ma mère menaçait de me l'enlever. Même si j'avais très mal dormi. Même si j'étais en retard et que je risquais de louper le bus. »

Sophie Rigal-Goulard, *1 mois avec ou sans TikTok ?*

La situation est tout aussi préoccupante pour les adolescents, qui peuvent passer sur les écrans de quelques heures à plus de quinze heures par jour ! Au point que certains ne parviennent même plus à aller au collège ou au lycée. Cette addiction doit être traitée, car elle risque de s'aggraver, accentuant encore leur mal-être général, cette vulnérabilité psychologique et comportementale propre à la période de l'adolescence. Les conséquences portent sur le long terme : les performances des collégiens baissent dès l'utilisation quotidienne de leur portable, et ce en proportion du nombre d'heures consacrées.

Comment définir la dépendance des adolescents aux écrans et aux réseaux sociaux ? La liste de ses caractéristiques est longue :

- des réveils nocturnes pour consulter ses notifications,
- une anxiété extrême liée à l'impossibilité de consulter son smartphone – cette anxiété sera d'autant plus forte s'il existe déjà chez un adolescent de l'angoisse ou de la dépression,

- une baisse des résultats scolaires, voire une déscolarisation quand la dépendance devient trop intense,
- une atteinte de l'estime de soi,
- un isolement,
- une préférence pour la « vie virtuelle »,
- une altération des relations familiales et sociales,
- une sédentarité,
- des troubles du comportement alimentaire,
- une perte d'identité, marquée par le désir de ressembler à ce que l'on voit, à renoncer à ce que l'on est,
- un risque de cyberharcèlement ou de « revenge porn ».

Les contenus relatifs à la pornographie et à l'extrême violence, en particulier, font peser un risque élevé sur l'équilibre des enfants comme des adolescents, voire sur leur sécurité – surtout si leurs relations avec les adultes sont difficiles. Des cas de chantage en ligne sont de plus en plus nombreux, qu'il s'agisse de « sextorsion » ou de hameçonnage. Si vous êtes parent d'un adolescent, tentez d'entamer le dialogue sur ces sujets délicats et faites-vous aider.

Les mots des écrans et des réseaux sociaux

- **Breadcrumbing** : forme de manipulation par laquelle une personne agit comme si elle était sincèrement investie dans une relation, alors que ce n'est pas le cas.
- **Ghosting** : de l'anglais *ghost*, « fantôme ». C'est l'acte d'ignorer une personne, de mettre fin à une relation

entretenue sur les réseaux sociaux, ou de la bloquer, sans explications. Ce comportement existe depuis le début des années 1980.

- **Micro-cheating** : « micro-tromperie », ou infidélité émotionnelle. Une personne se concentre sur une autre relation que celle qu'elle entretient avec son partenaire, en jouant l'ambiguïté – elle retire son alliance, prétend ne pas être en couple...
- **Phubber, ou phone snubber** : personne concentrée sur son téléphone et snobant tous ceux qui sont autour d'elle. Mot-valise formé de *phone* et de *snubbing* (« snober »).
- **Pocket call, ou pocket dial** : appel accidentel émis quand votre téléphone est dans votre poche ou votre sac.
- **Sleephoner** : personne utilisant son smartphone pour réguler son sommeil. L'inverse est aussi vrai : le téléphone excite et provoque le réveil ou le maintien de l'éveil, d'autant que la lumière bleue diffusée par l'écran affecte l'endormissement.
- **Smombie** : piéton ayant les yeux rivés sur son téléphone et négligeant tout ce qui l'entoure dans la rue, au prix de sa sécurité et de celle des autres. Mot-valise formé de « smartphone » et de « zombie ». Attention aux collisions et aux accidents graves !
- **Stashing** : cacher son partenaire aux yeux de ses proches et sur les réseaux sociaux ; faire en sorte de nier son existence.
- Zombieing : technique du mort-vivant. La personne revient après une rupture amoureuse (réalisée en ghosting) et relance son ancien partenaire sur les réseaux sociaux. Elle veut juste vérifier que vous êtes toujours là !

« "Pour vendre des aspirateurs, tu as le physique parfait, mais pour évoluer en sciences politiques, il faut avoir l'air un peu plus intello, fiston, désolé de te le dire..." Augustin subissait ce genre de remarques depuis si longtemps. Elles le faisaient tellement souffrir, tellement douter de lui ! [...] En soupirant, il faisait défiler les vidéos TikTok pour se changer les idées. Son écran émit un éclair rouge. Une publicité apparut. Elle accrocha singulièrement son attention. Vous allez enfin avoir l'apparence que vous méritez ! »

FLORENCE HINCKEL, *Le Filtre*

SI VOUS ÊTES PARENT

Si vous avez un ou plusieurs jeunes enfants, voici quelques conseils primordiaux.

1. Ne laissez surtout pas vos enfants seuls face aux écrans. Au contraire, parlez-leur, sollicitez-les afin qu'ils s'expriment sur ce qu'ils voient, comme vous le feriez avec un album illustré.

2. Prenez la mesure de l'importance du langage qui s'élabore au sein de la famille et du rôle qu'il doit tenir face aux écrans, invasifs et addictifs.

3. Donnez l'exemple : ne vous laissez pas absorber vous-même par votre smartphone ou votre ordinateur. Le temps que vous y passez est autant de temps en moins que vous consacrez à vos enfants, à leur parler et à les écouter. Ne laissez pas les écrans saborder les interactions avec vos enfants ! Je vois arriver dans ma consultation tant de parents désarmés face à l'addiction de leurs petits. Peut-être êtes-vous dans cette situation ?

4. Si vous décidez d'aller consulter pour votre enfant dans un service d'addictologie, il vous faudra sans doute attendre assez longtemps avant d'obtenir un premier rendez-vous. En effet, les demandes jusqu'alors inexistantes commencent désormais à affluer, ce qui a nécessité une adaptation rapide des équipes pluridisciplinaires – psychologues, psychiatres, pédopsychiatres, éducateurs… Ne renoncez pas.

Louis – Happé par les jeux vidéo

Un mercredi après-midi, je rencontre une maman et son fils, Louis, âgé de 14 ans. C'est la première fois que je suis confronté à une utilisation problématique d'ordinateur chez un adolescent. La mère me dit son désarroi, racontant l'exposition quasi-permanente de son fils aux écrans. Louis est passionné par les jeux en ligne et en réseaux. Je découvre le célèbre « World of Warcraft », supposé interdit aux mineurs mais très prisé par eux. Cette mère, cadre supérieure dans le privé, éprouve une grande culpabilité.

Puis je vois Louis seul. Il est à la fois coopératif et passif : il me rapporte sa situation, sa passion pour le jeu, et ne comprend pas la réaction de sa mère. Je lui rappelle son manque d'assiduité aux cours, la baisse de ses résultats scolaires. Je note qu'il voit peu son père.

Avec son accord, je mets en place un plan et lui propose des astuces : ne pas ouvrir son ordinateur le matin, arrêter de jouer avant les repas, noter les moments où il a le blues, s'il a du mal à dormir, s'il est traversé par des idées noires. Nous fixons un rendez-vous dans deux semaines. Je l'ai suivi pendant une année, durant laquelle j'ai introduit une prise en charge avec une psychologue, qui s'est avérée capitale pour que Louis s'exprime vraiment.

NE CULPABILISEZ PAS

Face à la puissance des plateformes dominantes et des réseaux sociaux qui exercent leurs diktats, les parents se sentent dépassés. Pour moi, il ne s'agit surtout pas de leur jeter la pierre. Car ce nouveau monde, celui de nos jeunes générations, se construit avec ces outils inédits d'échanges et de communication. Or le modèle économique de ces derniers repose sur le principe suivant : la capture de l'attention de l'utilisateur pour l'exposer à la publicité. Plus votre attention est retenue, plus grand sera le nombre de vues et plus les plateformes et les réseaux sociaux gagneront de l'argent… grâce à cette publicité. Sur YouTube, celle-ci démarre avant la vidéo ; sur Instagram, une publicité ciblée est proposée toutes les trois stories en moyenne. Bref, c'est très clair : ce système économique implique l'addiction. Dans son ouvrage *Toxic Data. Comment les réseaux manipulent nos opinions* (2022), le mathématicien David Chavalarias a analysé comment les algorithmes sont pensés pour exploiter les failles humaines, encourageant des comporte-

> *« Je me sens concernée par tout, absolument par tout ce que je vois. Je n'arrive plus à hiérarchiser ce que j'engrange. J'ai passé la journée à traquer les JT, j'ai fait de même la nuit. Les mêmes chiffres rabâchés et les mêmes citations. […] Peut-être que l'information est un alcaloïde. »*
>
> Chloé Delaume, *J'habite dans la télévision*

ments de comparaison, le désir de copier autrui, la dépréciation de soi…

En tant que parent, s'il vous est possible de poser des limites à vos enfants pour contrôler leur temps d'écran, cela ne signifie pas toujours que ce soit la seule solution : car pour eux, résister à des incitations aussi fortes est difficile, et cela risque d'entraîner des frustrations parfois aggravantes, telles l'anorexie ou la boulimie. Mais si vous êtes aidé et formé, vous pourrez mieux décrypter les messages que vos enfants, petits ou adolescents, reçoivent ! C'est très important. Surtout, l'essentiel est d'appliquer un principe de base : partout où il y a un écran, tissez un lien social et affectif tout autour. Ce lien sera comme un filet de protection face aux addictions volontairement programmées par les plateformes et les réseaux sociaux.

ÉVALUEZ VOTRE DÉPENDANCE

Il existe plusieurs tests qui vous permettent de mesurer votre dépendance aux écrans : au smartphone, à Facebook, aux jeux vidéo et autres (voir notamment sur addictaide.fr). En voici un qui a été développé par la psychologue Kimberly Young, experte des troubles de la dépendance à Internet. Répondez à ces 20 questions : selon les points attribués à chaque réponse, vous obtiendrez un score de 0 à 100.

1. Vous arrive-t-il de rester sur Internet plus longtemps que vous en aviez l'intention ?

☐ Ne s'applique pas : 0

☐ Rarement : 1

☐ Occasionnellement : 2

☐ Fréquemment : 3

☐ Souvent : 4

☐ Toujours : 5

2. Vous arrive-t-il de négliger des tâches ménagères afin de passer plus de temps sur Internet ?

☐ Ne s'applique pas : 0

☐ Rarement : 1

☐ Occasionnellement : 2

☐ Fréquemment : 3

☐ Souvent : 4

☐ Toujours : 5

3. Vous arrive-t-il de préférer l'excitation/l'amusement d'Internet à l'intimité de votre partenaire ?

☐ Ne s'applique pas : 0

☐ Rarement : 1

☐ Occasionnellement : 2

☐ Fréquemment : 3

☐ Souvent : 4

☐ Toujours : 5

4. Vous arrive-t-il d'avoir de nouvelles relations avec des utilisateurs d'Internet ?

☐ Ne s'applique pas : 0

☐ Rarement : 1

☐ Occasionnellement : 2

☐ Fréquemment : 3

☐ Souvent : 4

☐ Toujours : 5

5. Vos proches vous reprochent-ils de passer trop de temps sur Internet ?

☐ Ne s'applique pas : 0

☐ Rarement : 1

☐ Occasionnellement : 2

☐ Fréquemment : 3

☐ Souvent : 4

☐ Toujours : 5

6. Arrive-t-il que vos notes/vos devoirs scolaires/votre activité professionnelle souffrent du temps que vous passez sur Internet ?

☐ Ne s'applique pas : 0

☐ Rarement : 1

☐ Occasionnellement : 2

☐ Fréquemment : 3

☐ Souvent : 4

☐ Toujours : 5

7. Vous arrive-t-il de regarder d'abord votre messagerie avant d'accomplir une chose nécessaire et urgente ?

☐ Ne s'applique pas : 0

☐ Rarement : 1

☐ Occasionnellement : 2

☐ Fréquemment : 3

☐ Souvent : 4

☐ Toujours : 5

8. Arrive-t-il que vos performances au travail ou votre productivité souffrent à cause d'Internet ?

☐ Ne s'applique pas : 0

☐ Rarement : 1

☐ Occasionnellement : 2

☐ Fréquemment : 3

☐ Souvent : 4

☐ Toujours : 5

9. Vous arrive-t-il d'être sur la défensive ou de refuser de répondre si quelqu'un vous demande ce que vous faites sur Internet ?

☐ Ne s'applique pas : 0

☐ Rarement : 1

☐ Occasionnellement : 2

☐ Fréquemment : 3

☐ Souvent : 4

☐ Toujours : 5

10. Vous arrive-t-il de chasser les soucis de votre vie quotidienne par la pensée réconfortante d'aller sur Internet ?

☐ Ne s'applique pas : 0

☐ Rarement : 1

☐ Occasionnellement : 2

☐ Fréquemment : 3

☐ Souvent : 4

☐ Toujours : 5

11. Vous arrive-t-il de vous réjouir du moment où vous irez de nouveau sur Internet ?

☐ Ne s'applique pas : 0

☐ Rarement : 1

☐ Occasionnellement : 2

☐ Fréquemment : 3

☐ Souvent : 4

☐ Toujours : 5

12. Vous arrive-t-il de penser que la vie sans Internet serait ennuyeuse, vide et sans joie ?

☐ Ne s'applique pas : 0

☐ Rarement : 1

☐ Occasionnellement : 2

☐ Fréquemment : 3

☐ Souvent : 4

☐ Toujours : 5

13. Vous arrive-t-il de répondre d'un ton brusque, de crier ou de vous montrer agacé si quelqu'un vous dérange pendant que vous êtes sur Internet ?

☐ Ne s'applique pas : 0

☐ Rarement : 1

☐ Occasionnellement : 2

☐ Fréquemment : 3

☐ Souvent : 4

☐ Toujours : 5

14. Vous arrive-t-il de manquer de sommeil parce que vous êtes resté tard sur Internet ?

☐ Ne s'applique pas : 0

☐ Rarement : 1

☐ Occasionnellement : 2

☐ Fréquemment : 3

☐ Souvent : 4

☐ Toujours : 5

15. Lorsque vous n'êtes pas sur Internet, vous arrive-t-il d'y penser activement ou de rêver d'y être ?

☐ Ne s'applique pas : 0

☐ Rarement : 1

☐ Occasionnellement : 2

☐ Fréquemment : 3

☐ Souvent : 4

☐ Toujours : 5

16. Vous arrive-t-il de vous dire « juste encore quelques minutes » lorsque vous êtes sur Internet ?

☐ Ne s'applique pas : 0

☐ Rarement : 1

☐ Occasionnellement : 2

☐ Fréquemment : 3

☐ Souvent : 4

☐ Toujours : 5

17. Vous arrive-t-il d'essayer de diminuer le temps que vous passez sur Internet sans y arriver ?

☐ Ne s'applique pas : 0

☐ Rarement : 1

☐ Occasionnellement : 2

☐ Fréquemment : 3

☐ Souvent : 4

☐ Toujours : 5

18. Vous arrive-t-il de cacher aux autres combien de temps vous passez sur Internet ?

☐ Ne s'applique pas : 0

☐ Rarement : 1

☐ Occasionnellement : 2

☐ Fréquemment : 3

☐ Souvent : 4

☐ Toujours : 5

19. Vous arrive-t-il de choisir de passer plus de temps sur Internet plutôt que de sortir avec des proches ?

☐ Ne s'applique pas : 0

☐ Rarement : 1

☐ Occasionnellement : 2

☐ Fréquemment : 3

☐ Souvent : 4

☐ Toujours : 5

20. Vous arrive-t-il de vous sentir déprimé, de mauvaise humeur ou énervé lorsque vous n'êtes pas sur Internet, puis de vous sentir mieux lorsque vous y êtes ?

☐ Ne s'applique pas : 0

☐ Rarement : 1

☐ Occasionnellement : 2

☐ Fréquemment : 3

☐ Souvent : 4

☐ Toujours : 5

Score et interprétation des résultats

- Si votre score est inférieur à 49 : vous passez parfois plus de temps sur Internet que prévu, mais vous gardez le contrôle de son utilisation.
- Si votre score est compris entre 50 et 79 : votre usage d'Internet est problématique, avec de possibles conséquences sur votre vie.
- Si votre score est supérieur à 80 : votre usage d'Internet est problématique, avec de sévères répercussions sur votre vie.

Vous pouvez poursuivre votre démarche personnelle ou décider d'aller voir un praticien.

Étape 1 : le diagnostic

Si vous décidez d'aller consulter, pour vous ou pour votre enfant, le médecin fera le point. Son approche se fait en plusieurs étapes :

- évaluer la dépendance, le temps passé devant les écrans ;
- commencer à identifier les causes de cette dépendance ;
- des bilans somatique, psychologique et social sont pratiqués. Quel est l'état de santé physique ? Des examens complémentaires sont-ils nécessaires ? Comment se passe la vie scolaire ou professionnelle, amicale, affective ou familiale et en quoi la dépendance aux écrans l'a-t-elle ou non affectée ?

RÉFLÉCHISSEZ AU CHANGEMENT

Pour faire le point sur votre motivation, essayez de répondre aux questions suivantes de la manière la plus précise possible.

- Quelles sont les raisons qui pourraient vous pousser à arrêter votre addiction aux écrans ?
- Quelles sont les difficultés que vous éprouvez actuellement ? Des difficultés d'attention ? Des difficultés professionnelles ? Des problèmes de sommeil ? De l'agressivité ? Des difficultés relationnelles ? Des problèmes d'argent ? D'autres difficultés, par exemple des signes d'impatience ?
- Dans quelle mesure est-il important pour vous d'être libéré de votre addiction ?

- Comment pourriez-vous la quantifier sur une échelle de 1 à 5 ?
  - 0 : ce n'est pas très important.
  - 5 : c'est très important.

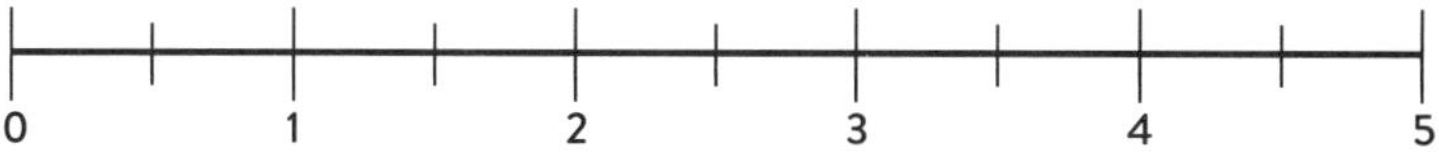

- Dans quelle mesure êtes-vous prêt à commencer à vous modérer ?
- Comment pourriez-vous la quantifier sur une échelle de 1 à 5 ?
  - 0 : je ne suis pas vraiment prêt.
  - 5 : je suis tout à fait prêt.

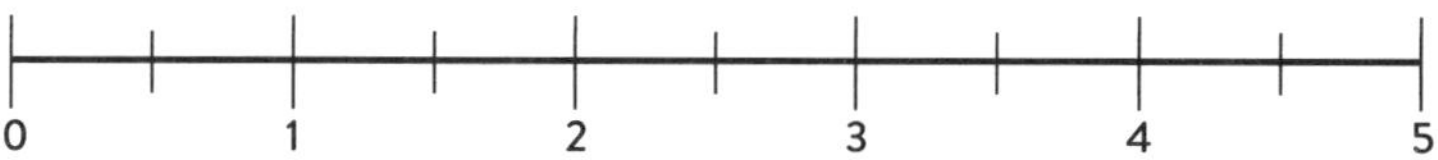

PRÉPAREZ-VOUS AUX TROIS ÉTAPES

Si vous décidez de vous libérer de votre addiction aux écrans, vous allez probablement souffrir de ces troubles : un sentiment de vide, une grande lassitude, des problèmes de sommeil, une détresse, une irritabilité… Tout vous agace ! Et, c'est courant, vous allez ressentir le *craving*, cette envie irrépressible de « replonger », de reprendre votre téléphone, de retourner aux écrans. Tout cela est normal : votre dépendance psychologique est enracinée en vous, surtout si vous êtes accro depuis des années.

Quand vous limitez votre utilisation des écrans ou quand vous accompagnez un enfant dans cette démarche, trois étapes sont à franchir : passer les premiers jours, aborder la période de stabilisation et renforcer la motivation.

1. Passer les premiers jours

Cette première période peut être difficile.

Si c'est pour votre enfant, qu'il soit petit ou adolescent, je vous conseille de l'accompagner et de lui apprendre à se réguler plutôt que d'organiser un contrôle autoritaire de son usage des écrans. Selon son âge, sa situation, sa personnalité, aidez-le à entamer ce changement.

Définissez des plages horaires et des restrictions précises le soir. Expliquez-lui pourquoi des limites doivent être posées après un certain temps passé devant l'écran. Par exemple, reprenez son portable après 20 h 30 chaque soir et rendez-le-lui le lendemain matin à 7 h 30. Proposez-lui des horaires, discutez-en avec lui afin d'obtenir son assentiment. Cela provoquera en lui une gêne, des préoccupations obsédantes, le geste compulsif de chercher son smartphone, un sentiment d'abandon ou de solitude, de l'anxiété ou de la difficulté à dormir, parfois de la colère car l'écran n'est plus à disposition. Le plus souvent, le *craving* s'estompera peu à peu, de quelques jours à deux ou trois semaines.

2. Aborder la période de stabilisation

Cette deuxième phase dure entre deux semaines et trois mois. Elle est l'occasion de mettre en place ou de proposer de nouvelles activités, par exemple la pratique d'un sport, ou d'autres formes de socialisation. Peu à peu, le sommeil devient meilleur et l'anxiété diminue.

3. Renforcer la motivation

Le fait d'être moins sous la dépendance de son téléphone ou des réseaux sociaux entraîne des sensations positives : du plaisir, de la gaieté, l'envie de faire plein de choses. C'est une phase de rééducation à l'utilisation du smartphone ou de l'ordinateur.

VOYEZ LES CHOSES AUTREMENT

- Pouvez-vous repérer les situations durant lesquelles vous vous sentez à risque ? Quand vous vous ennuyez ? Quand vous êtes angoissé ?
- Quels sont, selon vous, les moyens d'éviter ces situations ?
- Pouvez-vous décrire les distractions qui vous aideraient ? Par exemple écouter de la musique (sans que ce soit par le biais d'un écran), partager un jeu de société avec des membres de votre famille ou des amis, pratiquer une activité artistique, faire du sport ?...
- Dans le même temps, pouvez-vous vous souvenir des conséquences négatives de votre recours abusif au portable ? Énumérez-les, racontez ce que vous avez vécu.

Petits conseils simples mais efficaces

Pour intervenir sur votre addiction, vous pouvez recourir à quelques stratégies.

1. Et si vous changiez de portable en prenant un modèle plus ancien, avec interface simple et infographie basique ?
2. Et si vous bloquiez toutes les notifications des réseaux sociaux ?
3. Et si vous ne regardiez votre portable que pour une utilisation précise ? Téléphoner (par exemple...), consulter vos mails quand vous n'avez pas accès à votre ordinateur, regarder l'heure quand vous n'avez pas de montre...
4. Et si vous ne gardiez jamais votre téléphone près de vous la nuit ? Et si vous ne l'utilisiez pas comme réveil ?

Étape 2 : le sevrage

Une prise en charge thérapeutique globale est nécessaire pour sortir de l'addiction aux écrans. Les soins dédiés prennent du temps, avec plusieurs étapes à définir.

Le sevrage est pensé et mis en place pour maintenir une liberté dans la durée.

L'accompagnement repose sur deux piliers :

- un soutien psychologique, individuel ou en groupe. Dans le cas d'une thérapie cognitive et comportementale (TCC, voir p. 88), le psychologue pose de nombreuses questions et met en place des tâches de détournement de la pensée ;
- l'aménagement de votre environnement.

Devenir autonome face aux écrans

LA DÉPENDANCE AUX RÉSEAUX SOCIAUX

Les écrans ont créé de véritables usines à addiction, en particulier chez les très jeunes adolescents. L'aspect addictif des réseaux sociaux, en particulier de TikTok, dont les parents dénoncent l'algorithme malsain, fait que ces jeunes sont susceptibles d'être exposés pendant plusieurs heures par jour à des messages mortifères, à des injonctions à suivre divers régimes, à des incitations aux scarifications ou encore à la consommation de drogues. À l'hôpital, j'ai vu comment la crise du Covid-19 a engendré une hausse spectaculaire des passages aux urgences pour des troubles psychiatriques, entre autres liés à l'usage des écrans. Durant cette période profondément bouleversante, les parents n'ont souvent pas vu la dépendance de leurs enfants s'installer, tandis qu'ils étaient cantonnés dans leur chambre. Ainsi, les proches, les aidants et les amis se sont trouvés démunis devant ces comportements addictifs, assortis d'un profond déni de la part des personnes concernées. Or la dépendance aux réseaux sociaux peut produire de l'anxiété, une baisse de l'estime de soi, des troubles de l'alimentation, de l'isolement…

Les écrans en chiffres

- À l'image de leurs parents, les enfants évoluent dans un univers où les écrans et le numérique occupent une place prépondérante et croissante. Ils sont exposés à leur domicile (il y a 10 écrans en moyenne par foyer), à l'école (l'outil informatique et numérique est un support pédagogique) et presque partout dans l'espace public.
- Le temps moyen de consultation des écrans est en augmentation régulière : il est de plus de 4 actuellement.
- À 10 ½ ans, 34 % des enfants possèdent un smartphone.
- Les 7-12 ans disposent de 1,6 écran personnel en moyenne.
- Les 13-19 ans disposent de 2,6 écrans personnels en moyenne.
- 42 % des enfants âgés de 11 à 12 ans sont inscrits sur TikTok.
- Sur Internet, 318 000 signalements de contenus pédocriminels ont été faits en France, sur Internet, en 2023.

Sources : rapport de la Commission d'experts sur l'impact de l'exposition des jeunes aux écrans, avril 2024, et Autorité de régulation de la communication audiovisuelle et numérique (Arcom).

DÉCONSTRUIRE LES REPRÉSENTATIONS DÉLÉTÈRES

L'accès non maîtrisé des enfants aux écrans et l'insuffisante régulation des contenus auxquels les mineurs peuvent être exposés soulèvent des questions d'ordre sociétal, par exemple sur la diffusion massive de certains stéréotypes ou de certaines représentations délétères sur les relations entre hommes et femmes, sur la sexualité… Les risques d'enfermement provoqués par les bulles algorithmiques doivent être davantage considérés. Les contenus relatifs à la pornographie et à l'extrême violence, en particulier, font peser un risque élevé sur l'équilibre des enfants et des adolescents, voire sur leur sécurité. Des cas de chantage en ligne sont de plus en plus nombreux, qu'il s'agisse de « sextorsion » ou de hameçonnage.

Les dangers liés à la pédocriminalité n'ont jamais été aussi élevés et peuplent tous les espaces numériques sur lesquels se retrouvent les mineurs – jeux vidéo, forums et messageries notamment. De nombreuses initiatives ont déjà été engagées pour accompagner les enfants face au numérique et pour réguler les contenus auxquels ils ont accès : déploiement d'un corpus juridique européen et national, élaboration de règles et de bonnes pratiques et diffusion de conseils et de messages sur les usages, développement des outils de modération, de signalement et de répression. Mais ces initiatives restent insuffisamment coordonnées, ne sont pas toujours connues ni mises en œuvre, manquent parfois de moyens pour être efficaces ou encore pâtissent d'un déficit de gouvernance globale sur le sujet…

Études et actions

- L'enquête dirigée par le chercheur Jonathan Bernard pour l'Inserm en 2021 et portant sur 14 000 enfants de 2 à 5 ans montre qu'il existe une relation négative entre le temps d'exposition d'un enfant aux écrans et son déve-

loppement cognitif. Cette relation négative est plus faible quand le cadre familial est pris en compte.
- L'Arcom continue de faire campagne chaque année pour sensibiliser au dispositif de protection du jeune public : cela s'est fait fin 2024 avec des spots de 30 secondes diffusés dans les médias.

DES PROPOSITIONS EN 6 AXES

La Commission d'experts sur l'impact de l'exposition des jeunes aux écrans, que j'ai coprésidée avec Servane Mouton, neurologue, a remis au président de la République, en avril 2024, un rapport intitulé *Enfants et écrans. À la recherche du temps perdu*, qu'il avait sollicité. Ses dix membres ont été garants de la pluridisciplinarité et de l'expertise requises sur ces questions complexes. Nous avons dressé un ensemble de constats et émis 29 propositions, qui doivent faire système et qui sont structurées autour de 6 axes.

- **Axe 1** : s'attaquer, pour les interdire, aux conceptions addictogènes et enfermantes de certains services numériques afin de redonner du choix aux jeunes.
- **Axe 2** : protéger, plutôt que contrôler, les enfants : cette bataille doit se mener et peut se gagner auprès des acteurs économiques.
- **Axe 3** : assumer et organiser une progression des usages des écrans et du numérique chez les enfants en fonction de leur âge.

- **Axe 4** : préparer sérieusement les jeunes à leur autonomie sur les écrans, leur donner le pouvoir d'agir et, dans le même temps, redonner toute leur place aux enfants et aux jeunes dans la vie collective.
- **Axe 5** : mieux outiller, mieux former au numérique et mieux accompagner les parents, les enseignants, les éducateurs et tous ceux qui interviennent auprès des enfants, tout en organisant une société qui remet l'écran et le numérique à leur juste place.
- **Axe 6** : mettre en place un dispositif ambitieux de gouvernance permettant à la puissance publique de définir une véritable stratégie, de disposer de capacités de pilotage, de pouvoir mieux soutenir les acteurs qui interviennent auprès des jeunes et des familles, et d'informer les citoyens.

Parmi les mesures préconisées, cette Commission recommande notamment de :

- lutter contre les services addictifs,
- empêcher l'exposition des enfants de moins de 3 ans aux écrans,
- ne pas confier de téléphone portable aux enfants de moins de 11 ans, puis leur confier un appareil sans Internet jusqu'à 13 ans,
- autoriser l'accès aux réseaux sociaux sur des réseaux « éthiques » à partir de 15 ans,
- éduquer sur les enjeux de santé liés aux écrans (sommeil, sédentarité, vue),

- lutter contre les contenus violents, haineux, sexistes, pornographiques et orienter vers une éducation au vivre ensemble,
- encadrer l'usage des écrans dans la scolarité : il est recommandé de ne plus utiliser l'ENT pour les enfants du primaire afin de réserver ces espaces aux échanges entre enseignants et parents d'élèves. Pour le second degré, il est recommandé de lutter contre toutes les pratiques défavorables aux élèves dans l'usage des ENT et de Pronote, proposant par exemple de désactiver les notifications entre 19 heures et 7 h 30. Il convient aussi d'engager un état des lieux de la place du numérique dans la stratégie pédagogique et éducative actuelle et de réaliser des études d'impact de chaque ressource numérique avant de la généraliser.

Le sport, quand la passion vous gagne

L'activité physique est un outil formidable pour améliorer son bien-être, et nombreuses sont ses qualités pour notre santé physique et mentale : elle réduit le stress, optimise les fonctions cardiovasculaires, renforce la densité osseuse, aide à rester en forme… Mais quand elle tourne à l'obsession, elle risque de déraper vers une pratique excessive et malsaine, et se transformer en source de souffrances. La « bigorexie », ou addiction au sport, peut apparaître dans toutes les activités intenses et répétées, par exemple le running – allant de la course quotidienne jusqu'aux marathons –, le trail, le cyclisme, le cardio ou encore la musculation en salle. Ce sont aussi les sports qui valorisent l'image corporelle, comme la gymnastique, la danse ou la natation synchronisée. Sans oublier ceux qui nécessitent une surveillance du poids, tels le judo, la lutte ou la boxe.

QU'EST-CE QUE LA BIGOREXIE ?

Souvent sous-estimée, la bigorexie – que certains appellent également « sportoolisme » – est une forme d'addiction comportementale, caractérisée par une pratique excessive et compulsive d'activités physiques. Ce trouble touche aussi bien les amateurs que les professionnels. Depuis 2011, il constitue une maladie reconnue par l'Organisation mondiale de la santé (OMS). Contrairement à une simple passion ou à un mode de vie dynamique, la bigorexie implique une perte de contrôle et des conséquences négatives sur sa santé et son existence, en particulier des blessures répétées, des troubles relationnels et une perturbation de la vie quotidienne.

L'addiction au sport inclut :

- une augmentation progressive de la tolérance à l'effort. Les sportifs ont besoin d'augmenter la durée ou l'intensité de leur pratique pour ressentir le même bien-être, avec un désir intense et compulsif ;
- un sevrage difficile lors de la non-pratique ou de l'arrêt forcé de l'activité, avec des symptômes tels que l'irritabilité, la nervosité ou des troubles du sommeil ;
- une priorité accordée au sport par rapport à d'autres aspects de la vie, comme le travail, les relations sociales ou familiales ;
- une pratique poursuivie malgré les blessures ou les recommandations médicales d'arrêter. Les blessures se multiplient et deviennent souvent de plus en plus graves, pouvant être irréversibles.

Quand les endorphines se libèrent

L'addiction au sport trouve son origine dans des mécanismes biologiques et psychologiques complexes. Lors d'un exercice intense, votre cerveau libère des endorphines et des endocannabinoïdes, qui vous procurent un sentiment de bien-être. Ces substances agissent comme des analgésiques naturels, réduisant la douleur et apportant une euphorie comparable à celle provoquée par certaines drogues. Par ailleurs, d'autres systèmes de neurotransmetteurs tels que la dopamine, la noradrénaline et la sérotonine sont stimulés, ce qui renforce l'aspect addictif de l'exercice.

BLESSURES, ANXIÉTÉ OU ISOLEMENT

Si l'exercice physique est, bien entendu, tout à fait bénéfique à doses raisonnées, une pratique excessive peut entraîner de multiples conséquences négatives.

- Sur le plan physique, vous pouvez souffrir de blessures musculo-squelettiques récurrentes, d'atteintes tendineuses, d'un surentraînement, d'une fatigue chronique allant jusqu'à l'épuisement physique, de troubles cardiovasculaires pouvant conduire à l'infarctus. Certaines sportives ont des troubles menstruels : des dysménorrhées (des douleurs), des règles abondantes ou, au contraire, trop espacées, des aménorrhées (un retard ou une absence totale de menstruations). L'ostéoporose peut se développer et, avec elle, des fractures de fatigue. Des traumatismes au niveau de la poitrine peuvent advenir, ainsi que des troubles de la fertilité.

- Sur le plan psychologique, vous pouvez ressentir de l'anxiété et de l'irritabilité, une perte d'estime de soi en cas d'impossibilité à pratiquer. La bigorexie est souvent associée à des troubles du comportement alimentaire comme l'anorexie (l'anorexie mentale ou l'anorexie athlétique, ou orthorexie). Les sportives tendent à modifier leur alimentation pour prendre de la masse musculaire, être plus légères pour courir et maintenir un poids considéré comme un « poids de forme », ou bien décident de ne consommer que des aliments considérés comme « sains ».
- Sur le plan socioprofessionnel, vous pouvez vivre un isolement, des conflits familiaux, une négligence de votre vie amoureuse (avec une possible baisse de votre libido) ou de votre vie familiale, une baisse de performance dans votre travail.

Christophe - 3 heures par jour, 6 jours sur 7

> *Venu à ma consultation pour tenter de changer son comportement – une pratique sportive excessive liée à une consommation d'anabolisants –, Christophe est de corpulence impressionnante. À 42 ans, il s'adonne au body-building six jours par semaine, trois heures minimum. Cela occupe un temps important de sa vie et tous ses intérêts sociaux tournent autour du sport. Il s'astreint à un régime alimentaire draconien fondé sur les protéines, dort 8 heures, ne consomme ni alcool, ni tabac, ni drogues.*

Christophe se présente comme un homme sain, piégé par la prise d'anabolisants pour accroître ses performances. Il évoque une blessure profonde : la distance prise par son fils. Il est hospitalisé afin de procéder à un bilan médical général pour explorer son cœur, ses vaisseaux, son cerveau et ses reins, cibles de ces produits. Dans mon service, il fréquente assidûment la salle de sport, entraînant avec lui une partie des patients qui apprécient ses compétences de coach…

À l'issue des trois semaines de sevrage, Christophe est sorti satisfait, déterminé à maintenir son abstinence. Mais il n'est jamais revenu au rendez-vous fixé. Des années plus tard, j'ai appris qu'il était suivi dans une structure pour patients toxicomanes et qu'il était sous traitement substitutif par voie orale : une évolution négative l'avait conduit vers des opiacés.

ÉVALUEZ VOTRE DÉPENDANCE

Comment savoir si vous êtes addict au sport ? Il existe plusieurs tests d'auto-évaluation, qui portent soit sur l'addiction au sport en général, soit sur le running en particulier, qui peuvent beaucoup vous aider. Voici deux questionnaires.

Échelle de dépendance à l'exercice physique

Dans sa version française, l'Exercise Addiction Inventory (EAI) constitue un outil de détection visant à identifier les personnes qui présentent un risque d'addiction au sport. Les réponses possèdent 5 niveaux : 1 (pas du tout d'accord),

2 (pas d'accord), 3 (ni d'accord ni pas d'accord), 4 (d'accord) et 5 (tout à fait d'accord). Cochez le niveau qui vous correspond le mieux.

1. L'exercice est ce qui compte le plus dans ma vie.

☐ 1 ☐ 2 ☐ 3 ☐ 4 ☐ 5

2. Des conflits ont surgi avec ma famille à propos de mon entraînement.

☐ 1 ☐ 2 ☐ 3 ☐ 4 ☐ 5

3. L'exercice est un moyen de modifier mon humeur.

☐ 1 ☐ 2 ☐ 3 ☐ 4 ☐ 5

4. J'ai augmenté continuellement mon niveau d'entraînement journalier.

☐ 1 ☐ 2 ☐ 3 ☐ 4 ☐ 5

5. Si je rate un entraînement, je me sens de mauvaise humeur ou irritable.

☐ 1 ☐ 2 ☐ 3 ☐ 4 ☐ 5

6. Si je réduis ma quantité d'exercice, je finis toujours par reprendre mon entraînement au même niveau qu'auparavant.

☐ 1 ☐ 2 ☐ 3 ☐ 4 ☐ 5

Score et interprétation des résultats

Additionnez vos points pour les 6 questions.

Si votre score est supérieur à 24, vous présentez un risque d'addiction au sport.

Test d'auto-évaluation spécial running

Pour mieux comprendre votre rapport au sport, voici un test fondé sur la Running Addiction Scale, adaptée en français par le Dr Laurent Karila dans son ouvrage *Accro !* (Marabout poche, 2015). Ce test, conçu à l'origine pour évaluer les comportements de dépendance chez les coureurs, a été validé scientifiquement et s'appuie sur des études liées à l'addiction comportementale. Il permet d'identifier les signes précurseurs d'une pratique excessive et de vous guider vers une prise en charge adaptée.

Si vous répondez par « oui » à l'une des 10 questions suivantes, ajoutez ou soustrayez le point qui se trouve à côté, puis notez votre score final.

1. Si le temps est froid, trop chaud, ou s'il y a du vent, je ne cours pas (– 1).

2. Je n'annule pas mes activités avec mes amis pour courir (– 1).

3. J'ai arrêté de courir pendant au moins une semaine pour des raisons autres que des blessures (– 1).

4. Je cours même quand j'ai très mal (+ 1).

5. Je n'ai jamais dépensé d'argent pour courir, pour acheter des livres sur la course, pour m'équiper (– 1).

6. Si je trouvais une autre façon de rester en forme physique, je ne courrais pas (– 1).

7. Après une course, je me sens mieux (+ 1).

8. Je continuerais de courir même si j'étais blessé (+ 1).

9. Certains jours, même si je n'ai pas le temps, je vais courir (+ 1).

10. J'ai besoin de courir au moins une fois par jour (+ 1).

Score et interprétation des résultats

Votre score est supérieur à 0 ? Vous souffrez d'une addiction au running. Et si vous alliez voir un médecin ?

Étape 1 : le diagnostic

Si vous décidez d'aller consulter, le praticien fera le point avec vous sur votre dépendance au sport. Son approche se fait en plusieurs étapes :

- estimer votre dépendance. En milieu médical, le test EDS-R, adapté pour la France, peut compléter les auto-évaluations déjà faites afin d'estimer plus finement votre addiction : la tolérance, le retrait, l'effet d'intention, la perte de contrôle, le temps passé, la réduction d'activité et la continuité ;
- des bilans somatique, psychologique et social sont pratiqués : quel est votre état de santé physique ? Vous sen-

tez-vous fatigué ? Comment est votre humeur ? Comment se passe votre vie professionnelle, amicale, affective ou familiale et en quoi votre pratique sportive intense l'a-t-elle ou non affectée ? Cette évaluation complète permet de rechercher d'éventuelles comorbidités somatiques, psychiatriques ou addictologiques, comme des troubles anxieux ou dépressifs, des troubles du comportement alimentaire ou un comportement dopant.

CINQ STRATÉGIES POUR RETROUVER L'ÉQUILIBRE

Si vous vous reconnaissez dans les signes d'addiction déjà décrits, sachez qu'il existe des solutions qui ne sont pas une abstinence complète. L'accompagnement par un professionnel de santé et le soutien de votre entourage peuvent vous aider à retrouver un équilibre de vie. N'hésitez donc pas à faire le premier pas pour regagner le contrôle de votre vie et renouer avec le plaisir du sport, pratiqué dans des limites saines et épanouissantes.

1. Revoyez vos objectifs sportifs : tenez un agenda de bord quotidien et hebdomadaire en vous fixant des buts raisonnables. Transformez vos objectifs de performance en objectifs de bien-être. Par exemple, concentrez-vous sur le plaisir de pratiquer plutôt que sur le chronomètre ou la distance.

2. Introduisez de la variété dans vos activités physiques : alternez entre différents types d'activité physique (yoga, marche, natation…) et ajoutez des moments de repos pour éviter la monotonie et le surentraînement.

3. Optez pour un soutien psychologique : une thérapie cognitive et comportementale (TCC) – ou une autre psychothérapie – est très efficace pour vous aider à modifier vos schémas de pensée et vos comportements addictifs.

4. Favorisez un équilibre de vie : réintroduisez des activités sociales, des loisirs et des moments de détente. Le sport ne doit pas constituer la seule et unique source de satisfaction dans votre existence. Développez également votre vie sociale et d'autres centres d'intérêt.

5. Surveillez les signes d'alerte : apprenez à reconnaître les signes de surentraînement ou d'obsession, comme des douleurs persistantes ou une anxiété excessive quand vous ne pratiquez pas. Si vous êtes blessé ou si vous souffrez physiquement à cause de votre activité physique, faites une pause à durée déterminée, après avoir consulté votre médecin, et reprenez-la lorsque vous vous sentirez mieux et en forme.

Étape 2 : une prise en charge plurielle

Comme pour la plupart des addictions, la prise en charge de la bigorexie repose sur une approche personnalisée et multidisciplinaire afin de vous faire reprendre goût à la pratique sportive. Voici ce qui peut vous être proposé :

- une thérapie cognitive et comportementale (TCC), qui vise à modifier vos schémas de pensée,
- une approche analytique, comme la psychanalyse, utile pour explorer les racines des comportements compulsifs, les causes profondes de l'addiction,
- les interventions d'un médecin du sport, d'un diététicien...

Sport et dopage

Le dopage et une pratique excessive du sport font partie, de manière directe ou indirecte, du grand spectre des addictions. Et le passage d'un produit ou d'un comportement à un autre est toujours possible.
Durant ces dernières années, les publications des influenceurs sportifs ou des coachs, qui flattent le corps sportif, se sont multipliées, et il est utile aujourd'hui de distinguer une pratique éthique et propre d'une pratique excessive, qui promet des résultats rapides et impressionnants en dissimulant les méthodes nécessaires pour y parvenir – en particulier la consommation de produits dopants.

Le sexe, quand on ne pense qu'à ça

Parce que l'addiction sexuelle reste porteuse de nombreux tabous, on a mis du temps à mettre des mots sur ce comportement. On a commencé à en entendre parler dans les médias à propos d'acteurs ou de producteurs hollywoodiens défrayant la chronique... David Duchovny, Harvey Weinstein, Kevin Spacey, Charlie Sheen ont fait la une des tabloïds en révélant leur cure pratiquée dans des cliniques de désintoxication au sexe. Avec le développement de la presse magazine de charme, de la pornographie en films, en vidéos, sur cassettes, sur DVD, puis sur Internet avec le porno 2.0, le sexe s'est exposé. Aujourd'hui, la technologie permet de diffuser des millions de représentations d'expériences et de rapports sexuels. L'accès est immédiat, comme l'est la gratification apportée par ces images. En parallèle, l'arrivée des nombreux sites et applications de rencontres, des smartphones, des webcams X et des réseaux sociaux favorisent le plaisir express et la rencontre facile, pour « consommer ». À destination des adultes mais aussi des plus jeunes et des plus vulnérables.

Si l'addiction sexuelle est complexe, elle peut être traitée sans qu'on vous demande une abstinence totale. Elle touche les hommes comme les femmes, en particulier les jeunes qui dérivent vers une sexualité virtuelle qui s'est banalisée et qu'ils considèrent sans risques car sans contact physique. Il faut distinguer l'addiction sexuelle de l'hypersexualité, de la sexualité socialement intégrée et de la paraphilie, autrefois appelée « déviance sexuelle ».

« Parce que c'est seulement quand tu baises que tu prends ta revanche, ne serait-ce qu'un instant, sur tout ce que tu détestes et qui te tient en échec dans la vie. C'est là que tu es le plus purement vivant, le plus purement toi-même. »

PHILIP ROTH,
La bête qui meurt

Si vous ou un de vos proches êtes concerné, sachez que chaque pas que vous ferez vers une aide médicale ou psychologique est un pas vers le mieux-être. Vous n'êtes pas seul. Plus vos symptômes seront reconnus rapidement, plus l'accès aux soins sera précoce, plus vous serez en mesure de retrouver une existence équilibrée. Des solutions existent, qui vous permettront de reprendre le contrôle et de vivre pleinement une sexualité épanouie.

Une fréquence excessive et non contrôlée

La notion médicale d'addiction sexuelle apparaît en 1983 dans l'ouvrage *Out of the Shadows: Understanding Sexual Addiction* du psychologue américain Patrick Carnes. En 1990, Aviel Goodman la décrit comme « la fréquence excessive croissante, et surtout non contrôlée, d'un comportement sexuel, qui persiste en dépit des conséquences négatives possibles et de la souffrance personnelle du sujet. Le sexe devient alors une priorité absolue dans la vie du sujet pour lequel il est prêt à tout sacrifier ».
Aujourd'hui, l'addiction sexuelle est définie comme un « trouble comportemental sexuel compulsif » (TCSC), marqué par une absence de contrôle, pendant au moins six mois, de ses comportements sexuels et des conséquences négatives sur sa vie personnelle, sociale et professionnelle, avec une perte de temps importante. Regarder du porno devient une activité majeure. Cette addiction est considérée comme une pathologie depuis son insertion dans la classification internationale des maladies (CIM-11) de l'Organisation mondiale de la santé (OMS).

DU PLAISIR À LA COMPULSION

Caractérisée par des pensées sexuelles obsessionnelles et des comportements compulsifs, cette addiction repose souvent sur une recherche de gratification immédiate. Les mêmes régions cervicales sont activées pour le sexe et pour une addiction à des substances. Les pratiques sexuelles les plus courantes incluent une grande diversité d'activités :

la masturbation compulsive, la consommation excessive d'images pornographiques, les rapports sexuels multiples, non protégés ou compulsifs, le cybersexe (en ligne), le sexe par téléphone, l'addiction aux clubs de strip-tease et les comportements sexuels dits « déviants ». De la honte, un sentiment de solitude, du désespoir et de la culpabilité interviennent le plus souvent.

Tous ces comportements peuvent entraîner d'autres addictions (à l'alcool, aux drogues, voir en particulier le chemsex, p. 257) et engendrer des problèmes avec la justice, avec votre employeur (allant jusqu'à la perte de votre poste), ou avoir des conséquences physiques plus ou moins graves comme les infections sexuellement transmissibles (IST).

En chiffres

- Le porno 2.0 : 12 % des sites sont à caractère pornographique ; 15 millions de visiteurs peuvent se connecter sur une même adresse Internet ; quelque 350 sites sont mis en ligne tous les jours ; 100 millions de pages sont vues chaque jour. Il existe une zone industrielle entièrement dédiée au sexe : la Porn Valley, en Californie.
- Les consommateurs de pornographie sur le web sont des hommes à 53 %, des femmes à 47 %.

Selon les études menées, l'« hypersexualité compulsive » concerne 3 à 6 % de la population générale. Elle présente une forte comorbidité avec d'autres troubles psychiatriques et addictifs :

- les troubles de l'humeur (72 %),

- les troubles anxieux (38 %),
- les troubles addictifs (71 %),
- les troubles obsessionnels compulsifs (moins de 15 %),
- les troubles de la personnalité (17 %).

FAITES LE POINT

En premier lieu, tentez de définir vos comportements en vous aidant des quatre critères suivants, présentés sous la forme de questions. Essayez d'être le plus précis possible. Puis, si vous en éprouvez le besoin, vous pourrez aller consulter un médecin pour lui parler de tout cela et envisager des solutions.

1. Pensez-vous que vous perdez du temps de manière significative ? Vos comportements sexuels interfèrent-ils avec d'autres activités importantes ?

2. Vous engagez-vous de manière répétitive dans des activités sexuelles pour répondre à des états émotionnels – de l'irritabilité, de l'anxiété, de la tristesse… – ou pour faire face à des événements stressants ?

3. Vous sentez-vous incapable de réduire ou d'arrêter ces comportements malgré vos tentatives répétées ?

4. Poursuivez-vous vos comportements malgré les risques physiques, émotionnels ou sociaux que vous prenez ? Quels sont les comportements qui vous font souffrir ? Quelle est leur fréquence ? Quelles sont vos pratiques ? Quel est votre mode relationnel ? Quels sites utilisez-vous ? Y associez-vous des drogues ? Si oui, lesquelles ?

Igor – Une hyper-séduction pathologique

Divorcé et père de deux enfants, Igor, âgé de 46 ans, se plaint d'un comportement de « séduction excessive avec pratiques et attitudes sexuelles obsédantes ». Lors de la première consultation, je le laisse s'exprimer longuement : il me raconte sa vie, celle d'un homme né en Russie « orientale », dit-il ; celle d'un homme brillant, informaticien aux hauts revenus. Il a hésité sur le spécialiste à consulter : un psy ? un andrologue ? un addictologue ? Il affirme n'avoir aucune autre addiction, ni tabac, ni drogue, ni alcool. Son existence paraît se dérouler sans problème.

Mais Igor a un double numérique, qui passe des heures voire des journées entières sur les réseaux sociaux et les applications de rencontres où il multiplie les échanges, les conquêtes, la « chasse ». Il a plusieurs pseudos sur l'ensemble des applications connues. Il est bel homme, intelligent, efficace. Il dit souffrir d'hyper-séduction pathologique. En moyenne, Igor rencontre 5 à 10 femmes par semaine. Des relations sans lendemain, avec une consommation sexuelle excessive. Avec force de persuasion, il pratique avec ses partenaires une masturbation en ligne sur des supports visuels. Et cela tous les jours. Il dit pâtir de ce comportement, qui commence à être dommageable pour ses relations avec ses fils et son investissement professionnel. Ses comportements sont dénués d'affect, précise-t-il, avec finalement peu de plaisir, voire de la douleur – des masturbations sans éjaculation, des lésions et des irritations sur le pénis.

> *Igor insiste sur ce qu'il appelle une faille personnelle : la peur de ne pas être aimé, la crainte de l'abandon, qui se manifestent rarement mais violemment quand les sentiments s'installent pour une partenaire. Il perd alors tous ses moyens et se sent vulnérable. Igor a consulté des psychiatres qui ont diagnostiqué un trouble anxieux, parfois un trouble dépressif, mais qui ont entièrement ignoré l'envahissement de son activité sexuelle. Son initiative de voir un addictologue est le fruit de son état. Il est devenu irritable, fatigué, insomniaque. Ensemble, nous convenons de construire une démarche de soins fondée avant tout sur une thérapie cognitive et comportementale.*

ÉVALUEZ VOTRE DÉPENDANCE

Le questionnaire PEACCE, version française de 2014 du questionnaire PATHOS, établi en 2011 par Patrick Carnes, est un test psychométrique court de 6 items. Il est adapté pour détecter une addiction sexuelle potentielle. Il vous permet de mesurer vos pensées et vos préoccupations, votre sentiment de honte par rapport à votre entourage, votre recherche ou votre désir d'aide, le sentiment que vous pouvez avoir d'avoir blessé autrui, votre perte de contrôle, votre tristesse face à votre comportement sexuel. Répondez par « oui » ou par « non ».

1. Trouvez-vous que vous êtes souvent préoccupé par des pensées sexuelles ?

☐ Oui ☐ Non

2. Cachez-vous certains de vos comportements sexuels à votre entourage (partenaire de vie, famille, amis, proches) ?

☐ Oui ☐ Non

3. Avez-vous déjà recherché de l'aide pour un comportement sexuel que vous n'appréciez pas de faire ?

☐ oui/ ☐ non

4. Est-ce que quelqu'un a déjà été heurté émotionnellement à cause de votre comportement sexuel ?

☐ oui/ ☐ non

5. Vous sentez-vous contrôlé par votre désir sexuel ?

☐ oui/ ☐ non

6. Vous sentez-vous triste après être passé à l'acte sexuellement (rapports sexuels, Internet, autres) ?

☐ oui/ ☐ non

Score et interprétation des résultats

Calculez votre score en additionnant 1 point pour chaque oui.

Un score égal ou supérieur à 3 « oui » indique une addiction sexuelle probable.

Si vous vous reconnaissez dans ce test, n'hésitez plus et demandez de l'aide. Votre volonté seule d'espacer vos rapports sexuels compulsifs, puis de les arrêter, ne suffira pas. C'est uniquement avec l'aide d'un praticien spécialisé que vous pourrez avancer selon une démarche pluridisciplinaire, qui combine une évaluation clinique, un éventuel traitement médicamenteux et une approche psychothérapeutique.

Étape 1 : le diagnostic

Si vous décidez d'aller consulter, le médecin fera le point avec vous sur vos comportements sexuels. Son approche se fait en plusieurs étapes :

- évaluer votre addiction par un entretien et un test psychométrique ;
- des bilans somatique, psychologique et social sont pratiqués : quel est votre état de santé physique ? Des examens et des analyses biologiques et/ou complémentaires sont-ils nécessaires ? Comment se passe votre vie professionnelle, amicale, affective ou familiale et en quoi votre pratique l'a-t-elle ou non affectée ?
- tous les dépistages utiles sont réalisés : VIH, hépatites A, B et C, infections sexuellement transmissibles (IST)... À refaire tous les 3 mois.

« Une semaine qu'elle tient.
Une semaine qu'elle n'a cédé. Adèle a été sage.
En quatre jours, elle a couru trente-deux kilomètres.
Elle est allée de Pigalle aux Champs-Élysées, du musée d'Orsay à Bercy. Elle a couru le matin sur les quais déserts.
La nuit, sur le boulevard Rochechouart et la place de Clichy.
Elle n'a pas bu d'alcool et elle s'est couchée tôt.

Mais cette nuit, elle en a rêvé et n'a pas pu se rendormir.
Un rêve moite, interminable, qui s'est introduit en elle comme un souffle d'air chaud. Adèle ne peut plus penser qu'à ça. Elle se lève, boit un café très fort dans la maison endormie. Debout dans la cuisine, elle se balance d'un pied sur l'autre.
Elle fume une cigarette. Sous la douche, elle a envie de se griffer, de se déchirer le corps en deux.
Elle cogne son front contre le mur. Elle veut qu'on la saisisse, qu'on lui brise le crâne contre la vitre.
Dès qu'elle ferme les yeux, elle entend les bruits, les soupirs, les hurlements, les coups.
Un homme nu qui halète, une femme qui jouit. »

LEÏLA SLIMANI, *Dans le jardin de l'ogre*

Étape 2 : une triple démarche

- Avec un professionnel de santé spécialisé, vous allez mettre en place une stratégie d'arrêt et fixer des échéances pour avancer graduellement : sur 1 semaine, 2 semaines, 1 mois, 3 mois, 6 mois...
- Un traitement médicamenteux peut vous être prescrit. Il existe plusieurs options :

– un antidépresseur, inhibiteur sélectif de la recapture de la sérotonine (ISRS), est apte à atténuer les comportements compulsifs et les pensées obsessionnelles, comme l'ont montré des essais contrôlés. Par exemple, Citalopram®, Fluoxétine®, Sertraline® ;

– un anti-épileptique, comme le topiramate, a prouvé son efficacité sur la réduction de l'activité sexuelle ; il est utilisé en cas de résistance aux ISRS, ou en bithérapie ;

– un antagoniste, ou inhibiteur, des opiacés, comme la naltrexone, s'est révélé efficace pour atténuer le comportement sexuel, notamment après l'échec d'un ISRS, ou en bithérapie.

- Attention : les hormones anti-androgènes et les antipsychotiques atypiques sont déconseillés, car il existe un risque d'hypersexualité.
- Selon votre personnalité et vos besoins, plusieurs types de psychothérapie vous sont recommandés :

– une thérapie cognitive et comportementale (TCC), la méthode de première ligne pour travailler sur le contrôle du comportement et l'adoption de nouveaux comportements sexuels plaisants, sur de nouvelles satisfactions et la sérénité, sur la gestion de son temps, sur les déclencheurs internes et externes, le *craving* et l'anxiété, ainsi que sur la culpabilité, la honte, le désespoir, l'estime de soi...

– si nécessaire, une thérapie de couple permet d'aborder les impacts relationnels de l'addiction ;

– des approches analytiques, comme la psychanalyse, sont utiles pour explorer les racines des comportements compulsifs.

• Des interventions complémentaires sont envisageables :

– un groupe de soutien communautaire auquel vous pouvez participer, comme les Sex Addicts Anonymous (SAA) ;

– un dispositif de réduction des risques et des dommages (RdRD, voir p. 31) permet la mise en place de stratégies pour minimiser les dommages, par exemple l'usage systématique de préservatifs.

POUR CONCLURE

Vous êtes arrivé au terme de ce livre. J'espère que le chemin que nous avons parcouru ensemble vous a permis d'avancer dans votre réflexion, de vous informer davantage, de prendre conscience de votre dépendance ou de celle d'un de vos proches, et de vous apercevoir que vous n'êtes pas seul. Je souhaite qu'il vous apporte la force nécessaire pour surmonter vos difficultés et préserver votre santé. Considérez-le comme un outil précieux pour vous connaître et vous comprendre, comme une clé pour entrouvrir une porte en vous. Je désire vraiment qu'il continue de vous soutenir et de vous accompagner dans la démarche d'émancipation que vous avez entreprise.

Puisque l'addiction est bien une maladie de la liberté – la liberté de s'abstenir, comme je le soulignais au début de ce livre –, je laisse La Boétie conclure par son *Discours de la servitude volontaire* : « La liberté, bien si grand et si doux ! Dès qu'elle est perdue, tous les maux s'ensuivent, et sans elle tous les autres biens, corrompus par la servitude, perdent entièrement leur goût et leur saveur. » À vous de retrouver votre liberté.

ANNEXES

« Il y a une fissure en toute chose.
C'est ainsi qu'entre la lumière. »

Léonard Cohen

POUR TROUVER DE L'AIDE, ÉCHANGER ET S'INFORMER

Addict'AIDE (toutes addictions)
addictaide.fr

Association Addictions France (toutes addictions)
addictions-france.org

Association Aidons les Korsakoff (alcool)
korsakoff-paris.com

Alcool Info Service : 0 980 980 930
(alcool – appel anonyme et non surtaxé, 7/7 de 8 h à 2 h)

Alcooliques Anonymes (alcool)
alcooliques-anonymes.fr

Al-Anon (alcool pour les proches)
al-anon-alateen.fr

CAMERUP (toutes addictions)
camerup.fr

COP-MA (alcool pour les proches)
cop-ma.fr

Écoute Cannabis : 0 980 980 940
(cannabis – appel anonyme et non surtaxé, 7/7 de 8 h à 2 h)

Drogues Info Service : 0 800 23 13 13
(drogues – appel anonyme et gratuit, 7/7 de 8 h à 2 h)

Fédération française d'addictologie (toutes addictions)
addictologie.org

Fil Santé Jeunes : 0800 235 236
(toutes addictions – service anonyme et gratuit,
7/7 de 9 h à 23 h)

France Patients Experts Addictions (toutes addictions)
fpea.fr/fpea/

Groupe d'entraide Facebook « Addictions et Alcool Ensemble on est plus forts » (toutes addictions)

Groupe d'entraide Facebook « Je Ne Fume Plus ! #JNFP » (tabac)

IFAC (addictions comportementales)
ifac-addictions.chu-nantes.fr/l-institut-federatif-des-addictions-comportementales-2

Joueurs Info Service : 09 74 75 13 13
(jeux d'argent et de hasard – appel anonyme et non surtaxé,
7/7 de 8 h à 2 h)

Narcotiques anonymes (drogues)
narcotiquesanonymes.org

RESPADD (toutes addictions)
respadd.org

Société Française d'alcoologie (alcool)
sfalcoologie.fr

Tabac Info Service : 39 89
(tabac – service gratuit du lundi au samedi, de 8 h à 20 h)

BIBLIOGRAPHIE

Références

Les références citées tout au long de l'ouvrage (enquêtes, statistiques, données…) sont des ressources issues des institutions suivantes, rappelées ici afin de ne pas alourdir la lecture de ce texte.

• Addict'AIDE, le village des addictions (portail du Fonds Addict'AIDE) : addictaide.fr

• Agence de l'Union européenne sur les drogues (EUDA, ancien Observatoire européen des drogues et toxicomanies) : euda.europa.eu

• Aides (association française de lutte contre le VIH et les hépatites virales) : aides.org

• Alcool Info Service (dépendant de l'agence Santé publique France, sous tutelle du ministère chargé de la Santé) : alcool-info-service.fr

• Autorité de régulation de la communication audiovisuelle et numérique (Arcom) : arcom.fr

• Association Addictions France : addictions-france.org

• Association française de thérapie comportementale et cognitive (AFTCC) : aftcc.org

• Baromètres de Santé publique France : santepubliquefrance.fr

• Congrès de l'Albatros : congresalbatros.org

• Drogues Info Service (dépendant de l'agence Santé publique France, sous tutelle du ministère chargé de la Santé) : drogues-info-service.fr

• Enquête « Le comportement des Français face aux antalgiques. Les opioïdes », enquête réalisée par Opinion Way pour l'OFMA et l'Institut Analgesia, novembre 2021 : ofma.fr

• Europol (agence européenne de police criminelle) : europol.europa.eu

• Fédération Addiction (réseau d'associations et de professionnels de l'addictologie) : federationaddiction.fr

• Fédération française d'addictologie (FFA) : addictologie.org

• France Patients Experts Addictions (FPEA) : fpea.fr

• Haute Autorité de santé (HAS, autorité publique indépendante à caractère scientifique) : has-sante.fr

• Hôpital Marmottan (centre de soins et d'accompagnement des pratiques addictives) : hopital-marmottan.fr

• « Je ne fume plus ! #jnfp » : facebook.com/groups/jenefume-plus.

• Institut national de la santé et de la recherche médicale (Inserm) : inserm.fr

• Légifrance (service public de la diffusion du droit, consultation des lois et décrets, dont loi du 31 décembre 1970 relative aux mesures sanitaires de lutte contre la toxicomanie et à la répression du trafic et de l'usage illicite des substances vénéneuses ; décret Barzach du 13 mai 1987 autorisant la vente libre des seringues ; décret du 19 décembre 2005 relatif aux missions des centres d'accueil et d'accompagnement à la réduction des risques pour usagers de drogues ; loi Santé du 26 janvier 2016 ; loi du 24 février 2025 visant à interdire les dispositifs électroniques de vapotage à usage unique…) : legifrance.gouv.fr

• Ministère de la Santé et de l'Accès aux soins : sante.gouv.fr

• Mission d'information relative à la réglementation et à l'impact des différents usages du cannabis (présidée par Robin Reda, janvier 2020) : assemblée-nationale.fr

• Mission interministérielle de lutte contre les drogues et les conduites addictives (Midelca, placée sous l'autorité du Premier Ministre) : drogues.gouv.fr

• National Institute of Drug Abuse (NIDA) : nida.nih.gov

• Observatoire français des drogues et des tendances addictives (OFDT) : ofdt.fr

• Observatoire français des médicaments antalgiques (OFMA) : ofma.fr

• Organisation de coopération et de développement économiques (OCDE) : oecd.org

• Organisation mondiale de la santé (OMS) : who.int/fr

• Organisation des Nations unies contre la drogue et le crime (ONUDC) : unov.org

• Programme national de lutte contre le tabac (PNLT) 2023-2027 : sante.gouv.fr

• Rapport de la Commission d'experts au président de la République, *Enfants et écrans. À la recherche du temps perdu*, coprésidée par Amine Benyamina, psychiatre addictologue, et Servane Mouton, neurologue (membres : Jonathan Bernard, Grégoire Borst, Axelle Desaint, Florence G'sell, Marie-Caroline Missir, Catherine Rolland, Grégory Véret, Célia Zolynski ; rapporteurs : Carole Bousquet et Alexandre Pascal) : elysee.fr/emmanuel-macron/2024/04/30/remise-du-rapport-de-la-commission-dexperts-sur-limpact-de-lexposition-des-jeunes-aux-ecrans

• Rapport du Pr Amine Benyamina, à la demande du ministère des Solidarités et de la Santé, portant sur l'usage de drogues dans le cadre du « chemsex », 2022 : sante.gouv.fr

• Rapport annuel sur les droits de l'enfant par Claire Hédon, défenseure des droits, et Éric Delemar, adjoint défenseur des enfants, *Santé mentale des enfants. Le droit au bien-être*, novembre 2021 : defenseurdesdroits.fr

• Réseau de prévention des addictions (RESPADD, association fédérant plus de 600 établissements de santé) : respadd.org

• Service de psychiatrie et addictologie, hôpital Paul-Brousse, Villejuif : aphp.fr/service/service-02-096

• Tabac Info Service (dépendant de l'agence Santé publique France, sous tutelle du ministère chargé de la Santé) : tabac-info-service.fr

• Unité de recherche Psychiatrie-Comorbidités-Addictions (PSYCOmadd), hôpital Paul-Brousse, Villejuif-Université Paris-Saclay : pluginlabs-universiteparissaclay.fr/fiche/psychiatrie-comorbidites-addictions-psycomadd/

• Vidal (information sur les produits de santé en France, base de données agréée par la HAS) : vidal.fr

Études et ouvrages

Du même auteur :

Amine Benyamina, *Le Cannabis et les autres drogues*, Paris, Solar, 2005.

Amine Benyamina, *Le Verre de trop ! Alcool, du plaisir à la souffrance*, Paris, Solar, 2006.

Michel Reynaud et Amine Benyamina, *Addiction au cannabis*, Paris, Flammarion/Médecine-Sciences, 2009.

Amine Benyamina et Marie-Pierre Samitier, *Promis, demain j'arrête ! Sexe, alcool et autres dépendances… Quand l'addiction prend les commandes*, Paris, Michel Lafon, 2013.

Amine Benyamina, Michel Reynaud et Henri-Jean Aubin, *Alcool et troubles mentaux. De la compréhension à la prise en charge du trouble diagnostic*, Paris, Elsevier Masson, 2013.

Amine Benyamina (dir.), *Addictions et comorbidités*, ouvrage publié sous l'égide du Congrès de psychiatrie et de neurologie de langue française (CPNLF), Paris, Dunod, 2014.

Amine Benyamina et Marie-Pierre Samitier, *Comment l'alcool détruit la jeunesse. La responsabilité des lobbies et des politiques*, Paris, Albin Michel, 2017.

Autres auteurs :

Serge Ahmed, « Tous dépendants au sucre », *Les Dossiers de la recherche*, octobre-novembre 2013, n° 6.

Bernard Angerville, *Les Jeux de hasard et d'argent*, Unité de recherche Psychiatrie-Comorbidités-Addictions (PSYCOmadd), hôpital Paul-Brousse, Villejuif-Université Paris-Saclay.

Jonathan Bernard, « Tablette, smartphone, console, télé, ordi… Faut-il les interdire aux enfants ? », *Inserm. Le magazine*, juin 2019, n° 43.

Patrick Carnes, *S'affranchir du secret. Sexualité compulsive* (1983), traduit de l'anglais, Montréal, Modus Vivendi, 1995.

David Chavalarias, *Toxic Data. Comment les réseaux manipulent nos opinions*, Paris, Flammarion, coll. « Champs actuel », 2022.

Sigmund Freud, *Malaise dans la civilisation* (1929), Paris, Payot, 2010.

David Gourion, *Guérir nos âmes blessées. La révolution des thérapies*, Paris, Marabout, 2023.

Suzanne Jakubowicz, *Un petit grain*, Paris, Le Lys bleu, 2024.

Laurent Karila, *Trouble du comportement sexuel compulsif/Addictions sexuelles*, Université Paris-Saclay, Hôpitaux universitaires Paris-Sud.

Pierre Kopp, « Le coût social des drogues : estimation en France en 2019 », Observatoire français des drogues et des tendances addictives (OFDT), 2019.

Étienne de La Boétie, *Discours de la servitude volontaire* (1576), édition numérique (singulier.eu).

Dominique Nora, *Voyage dans les médecines psychédéliques. LSD, MDMA, champignons hallucinogènes, transes…*, Paris, Grasset, 2025.

François Paille (coordination), *Guide pratique des psychothérapies les plus utilisées en addictologie*, Fédération française d'addictologie (FFA), mai 2022.

Diane Wattrelos, *Addict sur ordonnance. Ça n'arrive pas qu'aux autres : le cri d'alerte d'une maman sur les opioïdes légaux*, Paris, Leduc, 2024.

Bibliographie scientifique et références des citations

Retrouvez toutes les sources en scannant ce QR code.

SOURCES DES TESTS

Tabac, dépendance physique

Test de Fagerström (en 6 questions)

Psychologue suédois Karl Fagerström, spécialiste de la lutte contre le tabagisme

Karl Fagerström, 1978, version longue en 6 questions : FTCD

Karl Fagerström, 2012, version courte en 2 questions : HSI (Heaviness of Smoking Index)

• Addict'AIDE, le village des addictions :
https://www.addictaide.fr/actualite/tabac-le-test-de-fagerstrom-version-longue-ou-version-courte/

• Outil associé à la recommandation de bonne pratique « Arrêt de la consommation de tabac : du dépistage individuel au maintien de l'abstinence », Haute Autorité de santé, 2014 :
https://www.has-sante.fr/upload/docs/application/pdf/2014-11/outil_tests_fagerstrom.pdf

• Wikipédia :
https://fr.wikipedia.org/wiki/Test_de_Fagerstr%C3%B6m

K.O. Fagerström, « Measuring degree of physical dependence to tobacco smoking with reference to individualization of treatment », *Addictive Behaviors*, vol. 3, 1er janvier 1978, p. 235-241.

K.O. Fagerström, « Determinants of tobacco use and renaming the FTND to the Fagerstrom Test for Cigarette Dependence », *Nicotine and Tobacco Research*, 2012, vol. 14(1), p. 75-78.

Tabac, dépendance psychologique

Test de Horn

Test décrit en 1969 par Ikard et al. sous le nom de « Reasons for Smoking Scale » :

G.D. Ikard FF, D. Horn, « A scale to differentiate between types of smoking as related to the management of affect », Int J Addict, 1969(4), p. 649-659.

• Addict'AIDE, le village des addictions, 25 janvier 2016 : https://www.addictaide.fr/outil/test-de-horn/

• Haute Autorité de santé, Tabac Info Service : https://www.has-sante.fr/upload/docs/application/pdf/2014-01/annexe_test_de_horn.pdf

• Respadd : https://www.respadd.org/wp-content/uploads/2018/09/Test-Horn-Respadd.pdf

Tabac, arrêt du tabac

Questionnaire HAD (Hospital Anxiety and Depression Scale)

A.S. Zigmond et R.P. Snaith, « The Hospital Anxiety and Depression Scale », *Acta Psychiatr. Scand.*, 1983, 67, p. 361-370, traduction française : J.-F. Lépine.

• https://pubmed.ncbi.nlm.nih.gov/6880820/

J.D. Guelfi (dir.), *L'Évaluation clinique standardisée en psychiatrie*, Paris, Pierre Fabre, 1996-1997, présentée également dans « Pratiques médicales et thérapeutiques », avril 2000, 2, 31.

• Haute Autorité de santé, outil associé à la recommandation de bonne pratique « Arrêt de la consommation de tabac : du dépistage individuel au maintien de l'abstinence », 2014 : https://www.has-sante.fr/upload/docs/application/pdf/2014-11/outil__echelle_had.pdf

Alcool

Questionnaire AUDIT

Alcohol Use Disorders Identification Test (AUDIT), créé par l'Organisation mondiale de la santé (OMS), 10 questions

• Addict'AIDE, le village des addictions : https://www.addictaide.fr/parcours/audit/

• Respadd : https://www.respadd.org/wp-content/uploads/2021/01/Questionnaire-AUDIT-A5-01-2021-a-plat-02.pdf

• OFDT, Société Française d'Alcoologie, 2015 :
https://www.ofdt.fr/sites/ofdt/files/2024-06/audit_vf_28-02-19.pdf

Cannabis

Questionnaire CUDIT-R-Fr

Questionnaire CUDIT-R-Fr (Cannabis Use Disorder Identification Test Revised), version française, en 8 questions

Validation du CUDIT-R-Fr en français : A. Luquiens, A. Berger-Vergiat, A. Larrieu, L. Artigaud, C. Fener, S. Adamson, V. Laprévote et B. Rolland, « Validation of the French version of the Cannabis Use Disorder Identification Test-Revised and comparison with the Cannabis Abuse Screening Test for screening cannabis use disorder in a psychiatric sample », *Drug Alcohol Rev.*, 2021.

• Respadd :
https://www.respadd.org/wp-content/uploads/2021/11/Flyer-Test-Curit-Fr-BAT3.pdf

• OFDT :
https://www.ofdt.fr/sites/ofdt/files/2023-08/field_media_document-1888-epfxiot9.pdf

Cocaïne

Test DAST (Drug Abuse Screening Test), mis au point en 1982 par le psychologue canadien Harvey Skinner

• Toxquebec.com :
https://toxquebec.com/test/cocaine-crack-et-freebase/dependance-a-la-cocaine/

https://oraprdnt.uqtr.uquebec.ca/portail/docs/FWG/GSC/Publication/4242/60/5333/1/61299/5/F366711584_1992_DAST.pdf

© 1982 Harvey A. Skinner, Ph.D. – Center for Addiction and Mental Health de l'Ontario.

• NIH, United States National Library of Medicine :
https://cde.nlm.nih.gov/formView?tinyId=QJPG1TWwl

Médicaments

Échelle cognitive d'attachement aux benzodiazépines (ECAB)
• Haute Autorité de santé, 2007 :
https://www.has-sante.fr/upload/docs/application/pdf/arret_des_bzd_-_echelle_ecab.pdf

Jeux

Test SOGS

South Oaks Gambling Screen, établi en 1987 et traduit en français en 1999

Lesieur et Blume, 1987 ; traduction française : Lejoyeux, 1999

• Respadd :
http://www.respadd.org/wp-content/uploads/2018/09/Test_SOGS_509-Respadd.pdf

Écrans

Test de dépendance à Internet en 20 questions, développé par la psychologue Kimberly Young

• Addict'AIDE, le village des addictions :
https://www.addictaide.fr/iframe-article/?pid=2492

Sport

Exercise Addiction Inventory (EAI), version française

Laurence Kern, « Validation de l'adaptation française de l'échelle de dépendance à l'exercice physique : l'EDS-R », *Pratiques psychologiques*, décembre 2007, 13, 4, p. 425-441 :

https://www.researchgate.net/publication/247271503_Validation_de_l'adaptation_francaise_de_l'echelle_de_dependance_a_l'exercice_physique_l'EDS-R

Inès Ferreira, « Sport à tout prix ? Dépendance à l'exercice physique et soins de santé primaires en contexte français : traduction française et validation de l'Exercise Addiction Inventory », *Médecine humaine et pathologie*, 2016 :
https://dumas.ccsd.cnrs.fr/dumas-01528930v1

Sport

Running Addiction Scale

Running Addiction Scale, adaptée en français par le Dr Laurent Karila dans son ouvrage *Accro !* (Marabout poche, 2015)

• Respadd :
https://www.respadd.org/wp-content/uploads/2024/07/10.KARILA.pdf

Sexe

Questionnaire PEACCE

Questionnaire PEACCE, version française de 2014 du questionnaire PATHOS, établi en 2011 par Patrick Carnes, de 6 items

• Addict'AIDE, le village des addictions :
https://www.addictaide.fr/iframe-article/?pid=1029

• Respadd :
https://www.respadd.org/wp-content/uploads/2018/09/Carnes-Respadd.pdf

REMERCIEMENTS

Amine Benyamina

Saviez-vous qu'un livre, c'est toute une équipe mobilisée aux côtés des auteurs ?

Je veux donc remercier :

Laura Zuili, mon agent littéraire, dont l'engagement, l'accompagnement et le regard sur mon projet m'ont été particulièrement précieux tout au long de cette aventure éditoriale, puis dans la communication et les relations avec les médias.

Marie-Pierre Samitier, ma complice d'écriture depuis plusieurs livres maintenant.

Mes éditrices, Olivia Maschio-Esposito, Cécile Beaucourt et Valérie Mettais, pour leur professionnalisme, leur bienveillance, leurs sourires et leur patience.

Mon assistante Marine Monot, pour son aide au quotidien et son sens de l'organisation.

Toute mon équipe, avec une mention particulière à Nicolas Bonnet pour sa fidélité et sa relecture attentive, au Dr Bernard Basset, qui m'a beaucoup inspiré, et à Christelle Cros.

L'ensemble de mes proches collègues de l'hôpital Paul-Brousse de Villejuif, qui se reconnaîtront, et la grande famille de l'addictologie pour l'enthousiasme à l'annonce de ce livre.

Mes partenaires associatifs et institutionnels, qui se mobilisent avec toujours beaucoup d'énergie.

L'ensemble des interlocuteurs politiques, qui prêtent une oreille attentive à mon combat de santé publique pour que les soins et les prises en charge en addictologie progressent et que nos patients aillent mieux.

Marie-Pierre Samitier

Je tiens à remercier toutes les personnes qui m'ont accompagnée pour que ce livre soit entre vos mains.

Merci à mon cher ami Amine Benyamina pour ces moments passés à élaborer cet ouvrage, fruit de son expérience et de ses connaissances.

Merci à mes éditrices Olivia Maschio-Esposito et Cécile Beaucourt pour leur confiance et leur enthousiasme dès le commencement de ce projet devenu réalité ! Elles ont réussi à veiller au mieux à l'écriture de ce livre grâce à leur bienveillance et à leur écoute.

Merci à Laura Zuili, mon agent, dont le soutien indéfectible et le travail acharné n'ont cessé de nourrir ma confiance et ma persévérance. Elle a su m'accompagner dans l'amélioration du manuscrit qui s'est enrichi grâce à ses recherches, et je lui exprime ici toute ma reconnaissance et mon affection. Elle a été « un phare allumé sur mille citadelles », nous éclairant par sa constance et ses remarques toujours pertinentes !

Merci à Michel, mon amour avec qui je partage mes jours et mes nuits, et à mes quatre enfants chéris. Merci à mes proches et amies : vous toutes et tous qui m'avez soutenue pendant l'écriture de ce livre qui parle de liberté et de fraternité. Votre soutien est inestimable et le bien le plus précieux.

PAPIER CERTIFIÉ

Achevé d'imprimer par Rodesa, en Espagne
Pour le compte des Éditions Marabout
(Hachette Livre)
58, rue Jean-Bleuzen, 92178 Vanves Cedex

contact@marabout.com

Dépôt légal : avril 2025
ISBN : 978-2-501-18958-3 / 01
80 1985 6